广州市科技计划项目（201709010049）资助

全民健康科普系列

痛风

天天博士讲风湿

主审　栗占国　孙尔维

主编　何懿

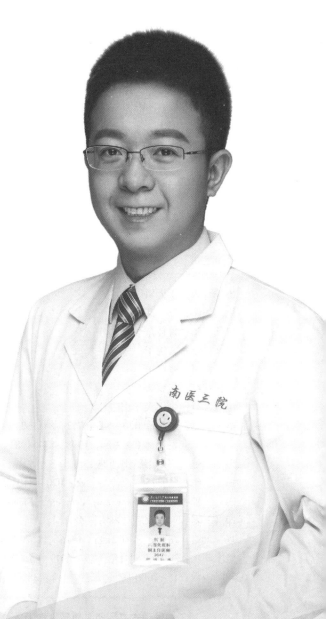

南医三院

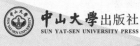
中山大學出版社
SUN YAT-SEN UNIVERSITY PRESS

·广州·

图书在版编目（CIP）数据

天天博士讲风湿·痛风/何懿主编. —广州：中山大学出版社，2019.9
（全民健康科普系列）
ISBN 978 - 7 - 306 - 06626 - 8

Ⅰ.①天…　Ⅱ.①何…　Ⅲ.①痛风—防治—普及读物
Ⅳ.①R589.7 - 49

中国版本图书馆 CIP 数据核字（2019）第 092886 号

出　版　人：王天琪
策划编辑：李　文
责任编辑：鲁佳慧
封面设计：林绵华
责任校对：张小可
责任技编：何雅涛
出版发行：中山大学出版社
电　　话：编辑部 020 - 84110771，84113349，84111997，84110779
　　　　　发行部 020 - 84111998，84111981，84111160
地　　址：广州市新港西路 135 号
邮　　编：510275　传　　真：020 - 84036565
网　　址：http：//www. zsup. com. cn　E-mail：zdcbs@ mail. sysu. edu. cn
印　刷　者：广州家联印刷有限公司
规　　格：787mm×1092mm　1/16　11.75 印张　220 千字
版次印次：2019 年 9 月第 1 版　2019 年 10 月第 2 次印刷
印　　数：1～7000 册　定　　价：38.00 元

本书编委会

主审：

栗占国（北京大学人民医院）

孙尔维（南方医科大学第三附属医院）

主编：

何　懿（南方医科大学第三附属医院）

参编人员（按姓氏拼音字母排序）：

韩姣婵（南方医科大学顺德人民医院）

何　懿（南方医科大学第三附属医院）

黄文卫（广东郁南县人民医院）

黄学婵（广东省第二人民医院）

李　捷（南方医科大学第三附属医院）

李业豪（南方医科大学第三附属医院）

梁健亨（南方医科大学第三附属医院）

林　柏（雷州市人民医院）

罗贵湖（南方医科大学第三附属医院）

罗晓青（南方医科大学第三附属医院）

孙巧巧（南方医科大学第三附属医院）

王先宝（南方医科大学珠江医院）

吴加昌（南方医科大学深圳医院）

吴舒帆（南方医科大学第三附属医院）

杨方圆（南方医科大学第三附属医院）

翟泽清（南方医科大学第三附属医院）

张亚楠（南方医科大学第三附属医院）

庄　坚（南方医科大学第三附属医院）

庄丽丽（南方医科大学第三附属医院）

漫画制作：

钟远波、张京玥、周国珍、康宝予（成都大学钟远波工作室）

插图制作：

吴加昌（南方医科大学深圳医院）

主 审 简 介

栗占国　教授，主任医师，博士研究生导
师。北京大学人民医院临床免疫中心主任，风
湿免疫研究所所长，北京大学风湿免疫学系系
主任，北京大学临床免疫中心主任。国家杰出
青年基金获得者，"973"首席科学家，CMB 杰
出教授及吴杨奖获得者。中国免疫学会临床免
疫分会主任委员，中华医学会风湿病学分会名
誉主委，国际风湿病联盟（ILAR）和亚太风湿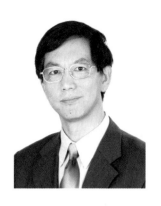
病联盟（APLAR）前主席，*Clinical Rheumatology* 及 *Int J Rheumatic Diseases*
副主编，《中华风湿病学杂志》总编，《中华临床免疫与风湿病》总编，
《北京大学学报》（医学版）副主编，《医学参考报（风湿免疫专刊)》主
编，*Ann Rheum Dis* 及 *Nat Rev Rheum* 等杂志编委。长期从事风湿免疫病临
床、科研、教学以及科普工作，主要研究方向为类风湿关节炎、系统性红
斑狼疮、干燥综合征等自身免疫病的发病机制及免疫治疗。发表论文近
600 篇，其中 SCI 论文 200 余篇，在 *Nature Medicine*、*Immunity*、*Nat Genet*、
Cell Host Microbe、*Ann Rheum Dis*、*Nat Rev Rheum* 等杂志（IF 8.96 ～
31.62）发表论文 30 余篇。主编（译）及参编《类风湿关节炎》《风湿免
疫学高级教程》《凯利风湿病学》等风湿病学专著 30 余部。

孙尔维　教授，主任医师，博士研究生导师，博士后导师。南方医科大学第三附属医院风湿免疫科主任、免疫实验室主任，北京大学深圳医院客座教授。中国免疫学会临床免疫分会副主任委员广东省免疫学会副理事长，广东省免疫学会临床免疫专业委员会主任委员，广东省药学会风湿病用药委员会副主任委员。长期从事风湿免疫病的临床、科研以及科普工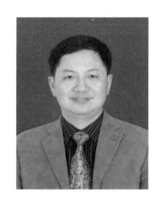作。临床上创新提出"NHMX多靶点精准免疫治疗风湿免疫病"方案，在风湿免疫病的治疗中取得良好的效果。科研方面主要围绕"细胞死亡方式在风湿免疫性疾病中的作用和意义"以及"树突状细胞在风湿免疫性疾病中的作用和意义"两个方向进行研究，共获得11项国家自然科学基金（2项重点项目）和1项广东省自然科学基金团队项目、1项广东省重点临床项目，提出并初步证明了"细胞死亡方式免疫识别模型"。发表论文40多篇，其中SCI收录27篇，最高影响因子8.2，累计影响因子70。长期致力于风湿免疫病的医学科普工作，发表科普文章数百篇，拍摄科普视频数十个，获得广东省科技计划科普项目、广州市科技计划等科普项目3个。

主 编 简 介

何懿　博士，副主任医师，硕士研究生导师，任职于南方医科大学第三附属医院风湿免疫科。中国免疫学会临床免疫分会青年委员，广东省医师学会健康传媒工作委员会委员，广东省免疫学会临床免疫分会委员/秘书，广东省中西医结合学会痛风专业委员会青年委员，广东省康复医学会骨质疏松与相关疾病分会理事。"广东省杰出青年医学人才""广东实力中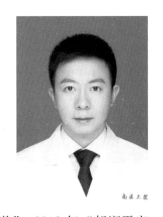青年医生"，获 2017 年"东亚风湿学会青年学者奖"，2018 年"胡润平安中国好医生"。长期致力于风湿免疫病的临床、教学、科研以及科普工作，在痛风、强直性脊柱炎、类风湿关节炎、系统性红斑狼疮以及其他风湿免疫病的预防以及治疗方面有着丰富的临床经验。主持国家自然基金青年基金 1 项、广东省医学科研基金 2 项、广州市科技计划科普项目 2 项，以第一作者或通讯作者发表 SCI 论文 8 篇。创立"天天博士讲风湿"微信公众号、头条号、趣头条号、一点资讯号及新浪微博等科普平台，"今日头条""悟空问答"签约作者，发表科普文章近千篇，拍摄科普视频 100 余个，点击量超过 1 亿次，2017 年获得"全国十佳科普演讲达人"称号。

前　　言

感谢广州市科技创新委员会，感谢广州市科技计划科普项目的支持，让本书得以顺利出版。

近年来，随着人民群众生活水平的提高，高尿酸血症和痛风的发病率也越来越高。在我国，目前高尿酸血症的患者已经接近2亿人，而痛风患者也快到2 000万了，高尿酸血症已经成为继高血压、高血糖和高血脂之后的第四"高"了。而高尿酸血症、痛风的急性发作期的剧烈疼痛，慢性期对肾脏、心脑血管等系统的损害已经严重危害到了人民群众的健康，占用了国家大量的医疗资源。而很多基层医院的医生对痛风的治疗很不规范，痛风急性发作，白细胞稍微高一点，就激素、抗生素一起用，而在痛风慢性期的降尿酸治疗也欠妥当。因此，编写本书的初衷也是希望出版一本让老百姓看得明白的关于痛风的科普图书，正确地认识高尿酸血症和痛风，同时也希望成为基层医院的医护人员参考，让患者得到及时、有效、正规的治疗。

多年前，我开通了"天天博士讲风湿"微信公众号和今日头条号之后，撰写了大量的关于高尿酸血症和痛风的文章，并慢慢地有了写书的想法。最后在广州市科技计划项目的支持下，终于得偿所愿。

初稿完成后，我们找了数位基层医院的医生，修改书中生涩难懂的内容，力求基层医生能够完全理解本书；同时，为了让老百姓能真正读懂本书，我们找了数位退休教师，阅读初稿，把看不懂的、有疑问的地方找出来，然后我们反复斟酌修改，力求语言通俗易懂，最后，我将书稿交给我的导师南方医科大学第三附属医院风湿免疫科主任孙尔维教授，进一步修订审阅。

为了让本书更加生动有趣，易于理解，我们邀请了成都大学钟远波教授团队为本书量身定做了一些漫画；也邀请了我的大学同学南方医科大学深圳医院的吴加昌博士，为本书画了部分示意图，进一步加深大家的印象。

本书定稿前夕，很荣幸地邀请到了中国免疫学会临床免疫分会主任委员、中华医学会风湿病学分会名誉主委、北京大学人民医院临床免疫中心主任、风湿免疫研究所所长栗占国教授做本书的主审，为本书提出了很多宝贵的修改意见。

当然，本书肯定还有很多不完美的地方，希望广大读者为本书提出宝贵意见，知识不断更新，缺陷在所难免，恳请广大读者为我们提出宝贵意见，我们会不断地修订、完善。大家有任何问题，可以在我的"天天博士讲风湿"同名微信公众号、今日头条号、趣头条号、一点资讯号以及微博上留言，期待您的宝贵意见。

还要提醒大家：看完本书，您可能会对痛风有了初步了解，但是远远还没有达到可以自己给自己看病的程度，因此，高尿酸血症和痛风患者必须要去正规医院的风湿免疫科或相关科室就诊。

另外，希望大家谨记"360"这个数字，对于痛风和高尿酸血症患者来说，血尿酸控制在 360 $\mu mol/L$ 以下，才能够有效地溶解、排出体内的尿酸盐结晶。也就是说，"360"就是我们的一个目标。

最后，感谢参与本书编写的各位医生、硕士研究生和博士研究生，感谢本书的主审栗占国教授和孙尔维教授，感谢欧代仙老师以及胡萍老师等各位退休教师给本书提出的宝贵意见，感谢钟远波教授团队为本书量身定做漫画，感谢吴加昌博士为本书绘制插图。感谢一路走来支持和帮助过我的朋友们。

其实，写一本书容易，用心写一本书真难。

祝各位身体健康！

2018 年 10 月 28 日深夜

何 懿

C目录
CONTENTS

治疗篇

饮食篇

基础篇

痛风，有"痛中之王"之称，作为本书的主角，同时也是我们风湿免疫科的常见病和多发病，近年来，随着风湿免疫学科在医学界的一步步成熟，痛风和高尿酸血症越来越得到大家的关注和重视。

风湿免疫病是常见病、多发病

风湿免疫性疾病是一类免疫系统异常，导致多个系统及器官损害，以发热、关节疼痛、皮肤病变以及器官损害等为主要临床表现的疾病。所涉及病种多，范围广，包括100多种疾病，总体发病率高达10%左右，是一类常见病、多发病。

风湿免疫学科起步晚、发展迅速

相对于其他内科专科，我国风湿免疫科的发展较晚，在美国和欧洲发达国家，风湿免疫病学早在20世纪五六十年代就已经成立了相应的专科。而我国风湿免疫病学科成长历史较短，中华医学会风湿病学分会于1985年成立，成立初始仅数百人，但是在风湿免疫病学前辈的艰苦奋斗下，团队逐渐壮大，随着临床免疫学的发展，风湿免疫病学也得到了迅猛发展，风湿免疫专科在各大医院陆续建立。但令人遗憾的是，目前风湿免疫专科还仅见于三甲医院，在三级乙等医院和县级人民医院几乎见不到独立的风湿免疫科。很多基层的患者得不到规范有效的治疗。比如痛风，很多基层医院的医生还停留在使用抗生素来治疗的阶段，处理也仅限于急性期止痛。规律的降尿酸治疗，对于基层医院的患者来说，开展起来相当棘手。

风湿免疫学科普教育发展滞后

随着我国经济飞速发展，群众生活水平提高，越来越多的人开始关注自身健康状况。根据《大陆华文图书市场现状与走向——基于第5次全国国民阅读调查》分析，医药卫生健康类图书的市场占有率位居前三，且每年以15%左右的幅度提升。由此我们可以发现，目前人民群众对医药健康的需求越来越强烈。

然而，风湿免疫学科在医学科普方面仍然发展缓慢。很多群众甚至包括基层医院医护人员对风湿免疫病认识不清，不知道出现什么症状需要去风湿免疫科就诊，导致许多患者病情延误，疾病得不到有效治疗。因此，对全民进行风湿免疫疾病相关科普教育是非常重要的。

痛风是风湿免疫科的常见病、多发病 ▶▶

痛风是常见的风湿免疫病之一。体内血清尿酸升高，尿酸结晶沉积在关节、肌肉以及肾脏局部，以致关节反复疼痛。高尿酸血症是导致痛风的直接因素。近年来随着国民生活水平提高、饮食结构改变，高尿酸血症发病率明显升高，成为继高血压、高血糖、高血脂"三高"之后的第四"高"。据统计，我国目前有高尿酸血症患者 1.6 亿人（约占总人口的 10%），痛风人数超过 1 600 万人，紧追甚至赶超糖尿病（0.92 亿人）、高血压（2 亿人）及高血脂（2 亿人）人数。因此，高尿酸血症及痛风是名副其实的常见病、多发病。

高尿酸血症，被忽视的第四"高" ▶▶

很多患者在体检的时候发现血尿酸升高，但是由于身体并无不适，就不加理会，任由其发展，等到出现肾结石或者关节痛，痛风发作才重视，往往就错过了最佳的治疗时间。很多早期的高尿酸血症通过饮食调理、适当运动以及多饮水是可以完全调整到正常的。

其实高尿酸血症的患者除了有10%的概率会发展成痛风外，发生肾结石、肾功能不全、代谢综合征（高血压、高血糖及高血脂等）的风险也显著升高。根据国内外的指南推荐，尿酸超过 500 μmol/L 或 550 μmol/L 就需要药物治疗了。

痛风的危害巨大 ▶▶

临床接诊及网上咨询的患者时常提到，"痛风不就是关节痛吗？痛止住了就没事了，不需要再吃药了"。其实不然。首先，在痛风急性发作期，关节肿痛厉害，止痛固然重要，但是真正的治本还是缓解期的降尿酸治疗。如果不控制尿酸，痛风急性发作会越来越频繁，以致持续疼痛无法缓解，关节残毁。其次，痛风的危害不仅仅是关节疼痛，还有很多其他并发症。很多研究表明，痛风患者发生肾结石的概率为 10% ～ 35%。也就是说，3 个痛风患者就有 1 个患肾结石的，还有很多患者并发痛风肾炎等。可以说，如果不能有效控制、规律治疗痛风，患者的工作、生活将受到严重影响，也会浪费国家医疗资源。

痛风患者得不到很好的指导治疗 》》

但遗憾的是，目前痛风这个常见疾病仍然没有得到大家的广泛关注，很多基层医院或社区医院不能早期诊断痛风，盲目治疗。我们接诊的很多患者在下级医院或者社区医院往往不能确诊，而下级医院大多是止痛药和抗生素一起使用，浪费了很多医药资源，增加了患者的经济负担，还可能给患者增加额外的副作用。

痛风治疗的关键是在缓解期需要规律的降尿酸治疗、饮食控制以及多饮水等。但是很多患者甚至医生并不重视，患者关节疼痛缓解之后，就把医生的话当作耳边风，继续大吃大喝；当然有些医生没有很好地告知患者需要如何进行降尿酸治疗、如何控制饮食，也导致了患者不能很好地接受降尿酸治疗。

还有部分患者因为长期关节肿痛，导致关节畸形，如果在早期进行运动康复治疗是可以完全恢复正常的，但是很多患者因为疼痛，错过了最佳康复时间，导致关节永久畸形。

痛风的科普工作迫在眉睫 》》

痛风的科普宣传工作非常有意义。一本通俗易懂的、专业的痛风科普图书，一方面可以有效降低痛风对患者带来的危害、提高患者的依从性，另一方面可以指导基层医生合理用药与规范化治疗痛风，节约国家的医疗资源。同时，也希望大家读完本书，能够了解一个真实的"痛风"。

尿酸，其分子量为 168.1103 g/mol，微溶于水，容易结晶。在人体肝脏由嘌呤氧化合成尿酸，进入血液循环。血液中的尿酸盐有两种存在形式，一种是游离型，另一种是结合型。游离型尿酸盐易沉积在人体组织内，结合型尿酸盐则大部分与血浆蛋白结合，少部分与球蛋白结合。结合型尿酸盐需先与蛋白分离后成为游离型尿酸盐才会在组织内沉积。正常情况下，两者保持一定的比例，呈动态平衡。

尿酸在哺乳类动物及其他多种动物中是普遍存在的，但是多数哺乳类动物的血尿酸水平范围为 30 ~ 120 μmol/L，而在人类和其他灵长类动物中，血尿酸水平可波动于 240 ~ 420 μmol/L。

为什么人类的血尿酸水平比其他动物高那么多呢？这就要从它的"前世"谈起了。

达尔文提出的生存法则是"物竞天择，适者生存"。在人体中高水平的血尿酸恰恰就是物种进化选择的一个结果。早在几亿年前，有一种分解尿酸的酶——尿酸酶，可以将尿酸分解成水溶性的尿囊酸，进而排出体外。然而，在人类进化过程中，这种尿酸酶基因逐渐丢失了，从而导致了较高水平的血尿酸的出现。

那么，为什么人类会主动地选择性丢失这个如此重要的基因呢？

在人类进化的重要时期——中新纪时期，类人猿解放双手，逐步过渡到直立行走，体位发生了巨大的改变，随之带来的是低血压危机，而且类人猿的饮食一直以素食为主，盐的含量非常低，更加剧了低血压危机。简单来说，因为血压太低，类人猿一站起来就会因为血液无法有效供给到头部而出现头晕等症状，甚至高位脏器因为供血不足而发生衰竭，危及生命。

那么，人类是怎么解决这个危机的呢？说起来，我们还真得感谢尿酸。类人猿在进化过程中，经历了几次基因突变，最终导致尿酸酶活性丢失，无法继续降解尿酸，于是，人类体内的尿酸逐渐升高，直到达到一个平衡；较高的尿酸水平能够维持较高的血压"低血压危机"被化解了。因此，尿酸酶基因缺失可能传递着一种生存优势，高尿酸可能是解除人类进化过程中低血压危机的一个代偿性机制。

那么，尿酸还有没有其他好的作用呢？还真有。比如，尿酸可以增强免疫反应，当细菌或病毒入侵人体时，尿酸可以作为一种"危险信号"提醒机体，诱发免疫反应，抵抗感染性疾病。尿酸还具有较强的抗氧化作用，可以对抗衰老和癌症。高的尿酸水平对大脑和神经系统有一定的保护作用，尿酸甚至可以刺激大脑皮层增强智力。

正如我们常说的，有得有失，说完尿酸的不凡"前世"，接下来说说尿酸令人痛恨的"今生"吧。医学上对高尿酸血症的定义是：正常嘌呤饮食下，非同日两次空腹血尿酸水平男性 >420 μmol/L，女性 >380 μmol/L。因为在 37 ℃，血清尿酸浓度超过血清尿酸盐的溶解度极限 420 μmol/L 时，会处于过饱和状态，将有尿酸盐晶体析出，沉积在关节或其他组织中。

随着科技的进步、社会的发展，人们生活水平得到了大幅的提高，生活方式和饮食结构发生了显著的变化，高尿酸血症患病率逐渐升高，逐渐加入"四高"行列，与高血压、高血糖、高血脂齐头并进，并且逐渐年轻化。高尿酸血症还带来了一系列其他的问题。

（1）痛风。高尿酸血症与痛风息息相关。有研究表明，血清尿酸浓度为 420～540 μmol/L 时，痛风的年发病率为 0.5%；血清尿酸浓度高于 540 μmol/L 时，痛风的年发病率为 4.9%，5 年累积发病率可高达 22%。

（2）肾脏疾病。这是高尿酸血症常见的并发症之一。20%～40% 的痛风患者会出现蛋白尿，通常是轻微且间歇性出现。尿酸盐晶体长期沉积在肾髓部和椎体的间质，周围出现巨噬细胞反应，会造成尿酸性肾病，这也是痛风肾的特征性表现。10%～35% 的原发性痛风患者会有肾结石的表现。当尿酸盐浓度长期升高，男性超过 720 μmol/L 或女性超过 600 μmol/L 时，高尿酸血症本身就可以引起慢性肾疾病。

（3）高血压等心血管疾病。在目前的高盐饮食环境下，高尿酸原先的代偿性升高血压的进化优势就转变成了心血管疾病的危险因素。高尿酸可损害血管内皮细胞，造成肾损害，引起高血压。有学者发现高尿酸血症还可能是青年男性患高血压的潜在危险指标。研究发现，即使没有心脏病、高血脂、糖尿病等疾病，血尿酸的升高依然会增加高血压的发病率，尤其是对于 40 岁以上人群。高尿酸会增加冠心病的发病率和死亡率，当血尿酸值大于 420 μmol/L 时，冠心病患病风险将明显增加。

（3）代谢性疾病。高尿酸与肥胖、高脂血症、糖尿病相互影响。研究发现，体重越重，高尿酸血症风险就越大，75%～80% 的痛风患者合并高甘油三酯血症，80% 以上的高甘油三酯血症患者合并高尿酸血症。在糖尿病患者中，也有部分患者合并高尿酸血症；7%～74% 的痛风患者合并糖耐量异常。也就是说，高尿酸与肥胖、高脂血症和糖尿病是你中有我、我中有你的"好朋友"关系。

过高的尿酸会带来很多健康问题，如痛风发作、肾脏病变、代谢综合征、心脑血管疾病等。如何将尿酸水平保持在合适的范围，就是这本书想和大家说的事情。

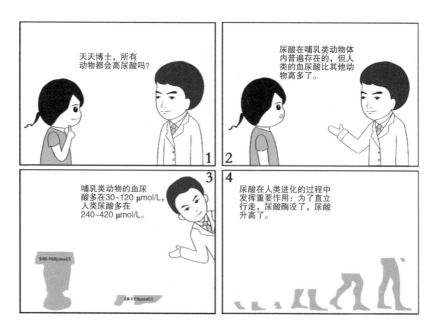

尿酸的"诞生"

高尿酸血症逐渐加入"四高"行列，且大部分人直接将高尿酸血症与痛风对等起来，闻"风"丧胆，认为这尿酸就是个"十恶不赦的坏蛋"。那么，尿酸究竟是何方神圣，如何"诞生"的呢？我们来了解一下它的"出生史"吧（图1）。

我们都知道，高尿酸血症患者应当尽量避免进食高嘌呤食物，因为尿酸是嘌呤的代谢产物。那么，嘌呤作为尿酸的"母体"，它又是何物呢？初中生物学里讲到，遗传物质——脱氧核糖核酸（DNA）和核糖核酸（RNA）是由核苷酸组成的。而核苷酸是由五碳糖、磷酸和碱基组成。腺嘌呤和鸟嘌呤就是其中的两种碱基形式。由此看来，嘌呤是我们遗传物质的重要组成成分，广泛存在于我们人体中。

而嘌呤又是从何而来的呢？一方面，是从口而入，我们平时吃的食物，不管是蔬菜还是肉类都含有嘌呤，只是嘌呤含量有所不同而已，有些食物嘌呤含量高，有些食物嘌呤含量较低，人体内的嘌呤大约有20%是我们从食物中摄入的。另一方面，就是我们人体自己体内合成的，叫做内源性嘌呤合成，提供了80%的嘌呤来源。那么，人体是如何合成嘌呤的呢？

目前内源性嘌呤合成途径共有两条，分为从头合成途径和补救途径两种。这些生物化学反应，看似很复杂，其实，基本都是底物与底物在酶的作用下合成不同物质，所以只要记住几个关键的节点，特别是关键的酶，往往是这些关键的酶异常导致了嘌呤合成和代谢的异常，出现疾病。

嘌呤的从头合成主要发生在肝脏中，而个别脏器由于缺乏从头合成的相应酶体系，所以只能进行补救合成途径，而且补救合成途径可以节省一部分能量和底物。

嘌呤的重新合成从利用5-磷酸核糖开始。首先，磷酸核糖焦磷酸合

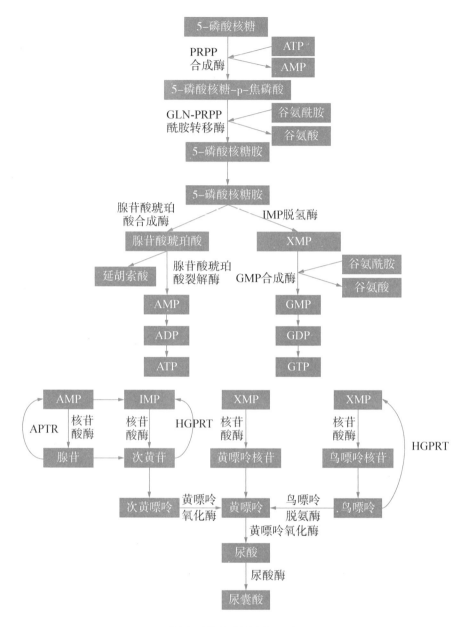

图1 尿酸"诞生"示意

成酶（PRPP）催化焦磷酸基团形成 PRPP；其次，PRPP 和谷氨酰胺被谷氨酰胺－PRPP 酰胺转移酶催化形成 5－磷酸核糖胺，这是其中一个必要的步骤；最后，5－磷酸核糖胺在多个催化反应下形成了次黄嘌呤核苷酸

（IMP）。IMP 可被转换成磷酸腺苷（AMP）或磷酸鸟苷（GMP）。

嘌呤补救合成是通过关键酶次黄嘌呤鸟嘌呤磷酸核糖转移酶（HG-PRT）分别还原次黄嘌呤和鸟嘌呤为 IMP 和 GMP。这个酶 HGPRT 很重要，有些患儿因为基因突变，造成这个酶缺陷而出现严重的疾病，这个病也叫自毁容貌症，后面会介绍。嘌呤的生物合成对尿酸的合成很重要，它直接增加了尿酸产生的底物负荷，又增加了已经形成的嘌呤的转换，这些都有利于尿酸的合成。

那么，人体内的嘌呤又是怎样分解成尿酸的呢？上述合成的嘌呤比较容易被酶降解，GMP 和 IMP 易于降解，而 AMP 可以通过腺苷酸脱氨酶的激活被转化成 IMP，而进一步降解。AMP 和 GMP 可以通过不同途径分别被催化成次黄嘌呤和鸟嘌呤。而次黄嘌呤和鸟嘌呤随后分别通过黄嘌呤氧化酶和鸟嘌呤脱氨酶被催化生成相同的产物黄嘌呤。任何来源的黄嘌呤都可以在黄嘌呤氧化酶的作用下直接转化成尿酸。这就是大致的尿酸产生的途径。前面说过，其实除了包括人类在内的灵长类，其他的哺乳动物体内有一种分解尿酸的酶——尿酸酶，可以将尿酸分解成尿囊酸。而人类因为缺乏这种酶，嘌呤代谢最后就止于尿酸合成。

尿酸就是嘌呤被一步步降解而来的。而人体嘌呤的来源主要是机体利用相应底物自身合成；而合成过程中，底物和酶的改变都会影响人体最终尿酸的水平。目前，确实也发现了由于这些酶的缺陷导致的高尿酸血症以及一系列的疾病；但遗憾的是，这些往往是一些基因缺陷疾病，治疗方面较为棘手。另外，嘌呤还可以通过食物摄入，而富含嘌呤的食物就成了日常嘌呤负荷的主要来源，因而也是正常情况下尿酸负荷的主要来源，幸运的是，这部分嘌呤我们是可以调控的，是能有所作为的。因此，高尿酸血症、痛风的患者需要控制高嘌呤食物的摄入。

尿酸生成后在人体内是无法被代谢的，那么它在人体内又会经历什么样的旅程呢？

人体排泄物质的两大主要通路，一个是胃肠道（通过粪便排泄），另一个是肾脏（通过尿液排泄），当然还有小部分物质可以通过皮肤的汗液排泄和呼吸道呼出的气体排泄。尿酸也不例外，也是通过这两大主要通路被排泄的。实验表明，每天约有1/3的尿酸从肠道排泄，约有2/3的尿酸由肾脏排泄。因此，人体内的尿酸主要是通过肾脏尿液排泄的。但是在某些特殊情况下，如肾功能不全时，肠道排泄尿酸可能会变得更加重要。

那么，肾脏又是如何排泄尿酸的呢？我们先来了解一下肾脏的结构。肾脏由大大小小的"管道"构成，不同阶段的"管道"有不同的名称和功能。尿液就是一步一步通过这些"管道"被排泄的。肾血管末端汇集成毛细血管团，称为肾小球，肾小球外面被肾小囊包绕，肾小囊囊腔与肾小管的管腔相连，肾小管汇集成集合管，若干集合管汇合成乳头管，尿液由此流入肾小盏、肾大盏，最后进入输尿管，到达膀胱，然后被排泄出去。血液中的尿酸（主要以尿酸盐阴离子形式）大致也是经过这些"管道"被排泄出去。进入肾动脉的尿酸全部经过肾小球这个"筛子"直接被筛到肾小囊中，然后直接进入肾小管中。肾小管有重吸收和再分泌的功能，把最初尿液里部分物质重吸收回体内，保持身体内物质的平衡。于是，肾小管重吸收了部分滤过的尿酸，调节着尿酸最终的排泄量。因此，最后滤过的尿酸只有约10%通过尿液排泄到体外。由此看来，肾脏的重吸收和分泌功能对血清尿酸水平至关重要。

下面，我们来了解一下影响尿酸重吸收的几个关键转运体。重吸收就是将肾小管管腔里的物质转入上皮细胞内，进而转入肾间质中。转运体

（URAT1、OAT4、OAT10）相当于搬运工，将胞内的阴离子（Cl⁻、乳酸盐、盐酸盐、吡嗪酸盐等）运到管腔中，同时将管腔中的尿酸转入细胞内。随后，尿酸被上皮细胞的外侧转运体 Glu9a 从细胞内转入肾间质中。因此，有机酸盐水平升高时，可以促进尿酸的重吸收，导致高尿酸血症。肾小管上皮细胞的其他转运体如 OAT1 和 OAT3，又可以将重吸收到肾小管管周的尿酸重新转入细胞内，再经多种转运体作用将这些尿酸分泌到肾小管管腔中，然后顺着集合管到乳头管，再经肾小盏、肾大盏，排泄到输尿管中，最后随着尿液被排出体外。

因此，这些转运体的功能也是不一样的，有的是把尿酸从肾小管的原尿转移回体内，有的是把肾小管周围的尿酸转运到尿液。这些转运体之间处于一个相对平衡的状态。如果我们机体中的这些转运体出现异常，尿酸的排泄就会受到影响。

通过肠道排泄的那 1/3 的尿酸，主要通过唾液、胃液、胰液等外分泌和肠内分泌途径直接分泌到肠道中，然后被肠道菌降解。

因此，上述尿酸排泄的通路如果出现障碍，尿酸排泄受阻，那么血清中尿酸水平就会升高。

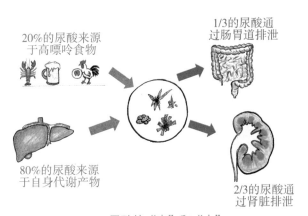

20%的尿酸来源于高嘌呤食物

80%的尿酸来源于自身代谢产物

1/3的尿酸通过肠胃道排泄

2/3的尿酸通过肾脏排泄

尿酸的"来"和"去"

疾病也可以引起高尿酸

了解了尿酸的"诞生"和它在人体的"奇妙旅程"后，我们明白人体存在着尿酸生成和排泄的平衡，一旦这个平衡被打破，尿酸生成增多或者排泄减少，便会造成血尿酸升高。那么，哪些疾病会打破这一平衡，造成高尿酸血症呢？

Lesch-Nyhan 综合征 》》

Lesch-Nyhan 综合征也叫自毁容貌综合征，是一种罕见的 X 染色体隐性遗传性疾病。在印度有一个 4 岁的小男孩因为癫痫发作被送到儿科急诊，医生发现他口唇破损，双手和双脚都有明显被咬过的痕迹，询问父母后得知孩子在出生 10 个月后就开始有自残的行为，自己咬自己的手脚，还会自己撞头，造成容貌损毁。后来通过了解家族史和检查发现，这个孩子存在 HPRT1 基因 G580A 位点突变，HPRT1 酶活性只有 0.8%，最后被确诊为 Lesch-Nyhan 综合征。

通过这个病例，我们大致了解了 Lesch-Nyhan 综合征的主要特征。那么，这种疾病与高尿酸血症究竟有什么关系呢？Lesch-Nyhan 综合征患者因 HPRT1 基因突变，出现 HGPRT 缺乏，前面说过 HGPRT 是嘌呤补救途径的关键酶，HGPRT 的缺乏最后导致次黄嘌呤和鸟嘌呤增多和随后的尿酸合成增加，所以，此类患儿会在早期被发现其尿布上有橘黄色沙粒状的尿酸结晶，血中尿酸水平较高。

我们身体能量代谢过程的几种遗传性缺陷也会导致 ATP 消耗，最终造成 AMP 的累积。AMP 可以转换成 IMP，逐步转化为次黄嘌呤，再进一步被转化为黄嘌呤，最后黄嘌呤在黄嘌呤氧化酶的作用下转化成尿酸，最终导致尿酸的升高。

葡萄糖－6－磷酸酶缺乏症 》》

葡萄糖－6－磷酸酶缺乏症是遗传代谢缺陷疾病，一般多表现为服用某些药物、蚕豆或在感染后诱发急性溶血，严重可危及生命。而这个疾病的患者嘌呤和 ATP 转化率升高，而且容易并发高乳酸血症，乳酸可降低肾脏尿酸的排泄率，最终可导致高尿酸血症。

果糖－1－磷酸醛缩酶缺乏症 》》

果糖－1－磷酸醛缩酶缺乏症患者缺乏代谢果糖－1－磷酸的能力，导致血中果糖蓄积，AMP 蓄积，尿酸合成增多，加速了高尿酸血症的发生。

细胞增生相关疾病 》》

人体由于缺乏尿酸酶，尿酸就成了嘌呤代谢的终产物，因此，一些细胞更新增加的疾病，其嘌呤合成和分解明显增加，最终也会导致尿酸合成增加，出现高尿酸血症，如红细胞生成性疾病、真性红细胞增多症、溶血性疾病（红细胞破坏显著的增加）、镰状细胞病和无效红细胞生成（如巨幼细胞性贫血、地中海贫血和其他血红蛋白病）。某些恶性疾病，骨髓增殖性疾病和淋巴增殖性疾病都有高尿酸血症增加的风险，如白血病、淋巴瘤、多发性骨髓瘤和 Waldenstrom 巨球蛋白血症等。在儿童中，高尿酸血症及伴随的肾损害还可能是这些恶性疾病的首要表现。因此，不可小看血尿酸升高，更不能忽视儿童的高尿酸血症，一旦儿童出现高尿酸血症后，需要警惕上述相关疾病的风险。

肿瘤溶解综合征 》》

我曾遇到过一个患者，当时肿瘤科医生说："奇怪，这个患者的尿酸一下子就 1 000 μmol/L 多了，不应该啊，上次住院的时候才 400 μmol/L 左右啊。"我发现患者不仅尿酸升高，肌酐也显著升高，仔细一问，患者刚刚做了化疗没几天，一下子豁然开朗，应该是肿瘤溶解综合征。

什么是肿瘤溶解综合征呢？在化疗过程中，大量的肿瘤细胞被杀死破坏，细胞死亡后会释放出大量的核酸，核酸迅速转化为尿酸，可出现显著的高尿酸血症，血清中尿酸水平可轻易超过 1 000 μmol/L，可造成大量的尿酸盐晶体沉积于肾脏的集合管和输尿管，引起急性肾衰竭。在此类患者的尿液中，尿酸和肌酐比值可超过 1，而其他原因引起的急性肾衰竭患者的这个比值仅为 0.1 ～ 0.7。这也提醒了医生在对肿瘤患者进行化疗的过程中需要警惕肿瘤溶解综合征引起的急性肾衰竭。

银屑病

银屑病患者细胞更新加快也与血尿酸增高相关。不少文献报道，银屑病患者相比非银屑病患者来说，更容易并发高尿酸血症，且血清尿酸水平显著升高。因此，治疗银屑病时，需要注意患者血尿酸的情况；如果血尿酸水平没有显著升高，则可以不用处理，因为控制好银屑病病情后，血尿酸水平有可能就会降低。

以上是一些影响尿酸合成从而引发高尿酸血症的疾病。而尿酸排泄过程被阻断也同样可以引起高尿酸血症。肾脏承担着大部分的尿酸排泄，因此无论是什么原因所致的肾功能不全，都可导致尿酸排泄降低和高尿酸血症。在氮质血症达到较高水平（血尿素氮水平 >100 mg/dL）时，高尿酸血症普遍存在。不过，大多数肾功能不全的患者会进行透析治疗，这些尿酸也会随之被过滤出去，因此问题不会太大。一些代谢性酸中毒也会促进高尿酸血症，如乳酸酸中毒、酮症酸中毒，这些有机酸参与近曲小管尿酸的重吸收，促进了尿酸的重吸收，从而减少了尿酸的排泄。

还有一些内分泌疾病也与高尿酸血症相关，但具体机制尚不清楚，包括甲状腺功能亢进、甲状腺功能减退、甲状旁腺功能亢进、甲状旁腺功能减退等。甲状腺功能减退会引起脂质代谢紊乱现象，从而损害内皮细胞功能，增加血尿酸水平。而甲状腺功能亢进合并高尿酸血症的具体机制，有学者提出可能与甲亢高代谢相关，也可能与甲状腺激素对肾小管排泄尿酸抑制作用相关。

因此，可以引起高尿酸血症的疾病有很多，当发现血尿酸升高时，需要到医院进一步检查，明确究竟是什么原因引起的高尿酸血症。当遇到上述疾病的时候，也需要警惕患者高尿酸血症的风险。

药物还可能是高尿酸的"帮凶"

前面提到疾病可以促进高尿酸血症的发生，其实，在临床治疗过程中，一些药物也可能无意间成为高尿酸血症的"帮凶"。

一位红斑狼疮患者来就诊时问："何医生，为什么我的血尿酸一下子就升高到了 589 μmol/L，以前我的血尿酸也就 300 μmol/L 多一些啊，我最近也没有吃大鱼大肉，为什么血尿酸一下就升高了呢？"我仔细看了看她的用药，发现有环孢素，也就找到了她血尿酸升高的原因了，这是由药物环孢素引起的高尿酸血症。那么，除了环孢素，还有什么药物会引起高尿酸血症呢？

利尿剂 》》

利尿剂是一种用于治疗高血压和心力衰竭的常见药物。研究发现，利尿剂可以促进高尿酸血症，使痛风发生的风险增加达 3～20 倍。像袢利尿剂呋塞米和布美他尼片，可直接影响肾小管尿酸转运体 NPT4，还可以抑制促进肾尿酸排泄的转运体 MRP4，从而抑制尿酸的排泄，导致高尿酸血症。但是，并非全部的利尿剂使用都会促进高尿酸血症的发生。保钾利尿剂如螺内酯、氨苯蝶啶、阿米洛利等，不会升高血尿酸水平；有一类利尿剂，如替尼酸，还可以直接促进尿酸的排泄，有一定的降低血尿酸作用。因此，在心力衰竭合并高尿酸血症治疗过程，应避免使用影响尿酸排泄的利尿剂，选择不影响尿酸的利尿剂，如螺内酯等。

弱有机酸药物 》》

有些药物本身就属于弱有机酸，可以作为反转运离子促进尿酸转运体 URAT1 和 OAT10 介导的尿酸重吸收，也有可能是通过抑制肾小管分泌尿酸而增加血尿酸水平。目前报道的已知较强的减少尿酸排泄的药物是抗结核药物吡嗪酰胺，吡嗪酰胺代谢成吡嗪酸，生成 5－羟基吡嗪酸，这类有机酸阴离子可以促进尿酸重吸收，也可以抑制肾小管分泌尿酸，造成高尿酸血症。而作为降脂药物——烟酸，不仅可以阻断尿酸分泌，还可以促进尿酸的形成。

免疫抑制剂

常见的免疫抑制剂，如环孢素，可以降低肾小管尿酸排泄，导致高尿酸血症。在接受环孢素治疗的患者中，高尿酸血症和痛风的发生率明显升高。一项关于环孢素免疫抑制治疗肾移植后患者的 5 年随访发现，80% 的患者尿酸升高，4.6% 的患者会出现痛风。环孢素导致血尿酸升高的机制可能是：环孢素能够降低肾小球滤过率，增加肾小管道吸收尿酸，高尿酸血症反过来可进一步加重环孢素的肾毒性，这点需要引起重视。如果出现了严重的高尿酸血症，我们可以选择其他的免疫抑制剂，如他克莫司，免疫抑制的作用机制和环孢素类似，但是他克莫司引起高尿酸血症的风险较小，因此，对于高尿酸血症患者来说，他克莫司是一个很好的选择，但是他克莫司价格比较高。

铅

铅中毒也会导致尿酸升高。铅中毒引发肾脏疾病，在很早之前就有报道了。在西方世界早期，特别是上流社会，盛行使用铅桶盛装葡萄酒，造成铅暴露过量，导致一些贵族饱受痛风之苦。而工业革命之后出现了大量的职业性铅中毒。1863 年，Laneeraux 在对一位习惯口衔画笔的画家的尸体进行解剖检查时发现，其肾脏有严重的皮质萎缩和肾小管纤维化。20世纪，在美国东南部发现了一大批由于使用含铅容器盛装自家酿造的威士忌酒造成铅中毒性痛风患者，揭示了铅中毒与高尿酸血症的相关性。铅中毒会导致肾间质和血管周围纤维化，也可以引起肾小球和肾小管变性。虽然铅中毒肾病患者仅表现为轻至中度的肾功能不全，但是其血尿酸水平大幅升高，说明存在明显的肾小管排泄尿酸功能障碍。而慢性铅中毒患者也常常表现出肾脏尿酸排泄降低和高尿酸血症。

细胞毒性化疗药物 ▶▶

在治疗肿瘤时使用的一些细胞毒性化疗药物也同样可以引起高尿酸血症。细胞毒性化疗药物杀伤大量的细胞，嘌呤降解明显增加，引起尿酸贮积诱发高尿酸血症，甚至出现肿瘤溶解综合征，导致急性肾衰竭。

水杨酸类药物 ▶▶

水杨酸类药物非常有意思，小剂量使用可升高尿酸，而大剂量使用反而降低尿酸。其中，最知名的就是阿司匹林。小剂量阿司匹林是心血管疾病的预防用药（每天 1 次，每次 100 mg）可升高尿酸，具体作用机制可能是通过减少尿酸排泄而造成尿酸水平升高；而大剂量阿司匹林可用于风湿热的治疗，每天 27 片（每天 3 次，每次 900 mg），反而可以降低尿酸，其可能的机制是通过抑制 URAT1 转运体，促进尿酸的排泄，降低血尿酸水平。

上述药物都可能成为高尿酸的"帮凶"，从而引起高尿酸血症。因此，在这些药物的使用过程中，必须警惕高尿酸血症，特别是已经合并高尿酸血症的患者，应尽量避免使用此类可能加重高尿酸血症的药物。

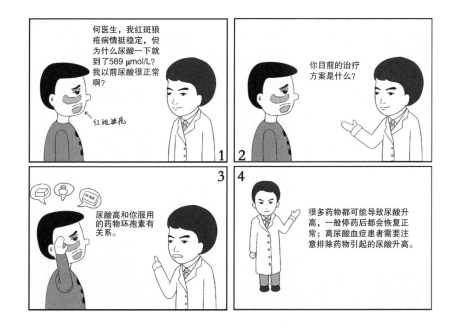

急性痛风的诱因

为什么痛风会急性发作？急性痛风的诱因都有哪些？

痛风是由尿酸盐沉积所致的晶体相关性关节病，大部分患者发作前无明显征兆，或仅有疲乏、全身不适和关节刺痛等。说起痛风急性发作，有人说，它属于生命中不能"扛"的痛，它常表现为深夜骤然疼痛而惊醒，疼痛进行性加剧，呈撕裂样、刀割样或咬噬样，往往难以忍受。有人说痛风是吃来的"富贵病"，因为痛风是高尿酸血症引起的。很多人的第一次痛风就是发生在这样的一个夏日：世界杯正沸沸扬扬地进行着，路边的大排档人声鼎沸，烧烤和小龙虾的香味在空气中飘散，啤酒、海鲜与人们的畅谈声相随，当然也少不了陪你度过整个夏天的主角——关节肿痛。

痛风患者最主要的就诊原因是关节痛。相关数据统计显示，男性痛风患者以关节痛就诊的比例大约为41.2%，女性痛风患者以关节痛就诊的比例大约为29.8%，就诊的原因其次是乏力和发热。那么，痛风急性发作前有没有一些高能预警信号呢？大部分痛风患者首次发作没有明显预警信号，通常是在夜深人静时，疼痛骤然降临以致夜间惊醒。但部分痛风患者在关节剧烈疼痛肿胀前，有发作过短暂而轻微的踝关节扭伤、足跟疼痛或第一跖趾关节刺痛。

为什么痛风急性发作都来势汹汹呢？我们先来简单了解一下急性痛风发作的病理机制：

尿酸是一种弱有机酸，在生理pH（7.4）下，约98%的尿酸以尿酸钠水合物的形式存在。尿酸是嘌呤的代谢产物，可溶性尿酸盐不会诱发痛风发作，只有晶体化尿酸盐会促进急性炎症的发作。晶体形成的过程是高尿酸向痛风过渡，它的形成涉及物理化学的过程，而且可能受到滑液蛋白质及免疫球蛋白的调控。当尿酸浓度超过其血清表观溶解度的极限，成为高尿酸血症，当超过尿酸盐溶解度阈值后可出现针状结晶沉淀并导致炎症反应。急性痛风发作是单钠尿酸盐晶体引起的炎症反应，痛风的炎症机制十分复杂，参与其中的包括炎症细胞、大量的炎性介质和一系列有序事件相关。尿酸盐结晶是炎症的触发器，是痛风发作的关键，促使尿酸快速生成以及促进尿酸形成尿酸盐结晶的因素都是增加痛风发病风险的因素。

那么，急性痛风的诱因有哪些呢？

男女痛风发病诱因有很大差异，男性患者主要为饮酒诱发，其次为高嘌呤饮食和剧烈运动；女性患者主要为高嘌呤饮食诱发，其次为突然受凉和剧烈运动。

诱因1：高嘌呤饮食 》》

男女发病诱因虽然有很大的差异，但都有共性——痛风离不开高嘌呤饮食。有研究发现，痛风患者在控制期间，短期内快速摄入嘌呤食物，其复发性痛风发作的风险增加了5倍，说明嘌呤快速的摄入导致尿酸显著升高，增加了复发性痛风发作的风险。

一项对美国男性和女性部分人群的调查也发现，血清尿酸水平随肉类或海鲜总摄入量的增加而增加，随乳制品摄入量的增加而降低。

除了肉类、海鲜以外，富含果糖饮料的摄入也增加人群患痛风的风险。

不少临床研究显示，大量食用肉类、动物内脏、贝类为痛风发作的危险因素，其中，贝类风险最高，动物内脏次之。因此，高嘌呤饮食绝对是痛风发作的重要危险因素，饮食过量（特别是高嘌呤饮食）可以显著影响血尿酸水平，一方面，因为饮食是嘌呤的主要来源，另一方面，饮食可以通过改变代谢产物和（或）影响尿酸的肾排泄导致血尿酸升高。高嘌呤饮食，尤其是海鲜、肉类、动物内脏器官，可使高尿酸血症的风险显著升高，尿酸快速升高，促使急性痛风发作。

因此，避免或减少富含嘌呤食物的摄入，特别是动物内脏、海鲜，增加新鲜蔬菜的摄入和大量饮水，有助于降低痛风发作的风险。

诱因2：剧烈运动 ▷▷

剧烈运动也是男女痛风三大诱因的共同因素。为什么剧烈运动会诱发痛风呢？

急性痛风关节炎的诱发因素，如剧烈运动、寒冷、嗜酒和暴饮暴食，都有一个共同的特征，就是会引起体内三磷酸腺苷（ATP）的剧烈变化。ATP 的变化可以激活相关受体促使系统调节 IL-1β 分泌，从而导致炎症的进一步扩展。也有人认为，剧烈运动、走路过多等导致下肢关节慢性损伤，关节液中白细胞增多，尿酸刺激白细胞产生炎性细胞因子而导致无菌性炎症发作，诱发痛风。

另一个实验研究了运动强度和短期训练对血浆尿酸变化的影响，结果表明，运动强度（剧烈运动），而不是总运动量，是促进血液尿酸浓度增加的关键因素，剧烈运动导致尿酸快速产生，增加了急性痛风发作的风险。

当然，剧烈运动也可以导致乳酸含量迅速升高，乳酸的升高影响了尿酸的排泄，因此也会间接导致尿酸的升高。

综合上述所有因素，剧烈运动会导致血尿酸显著升高，最终诱发痛风的急性发作。

诱因3：酒精 ▷▷

酒精的摄入与高尿酸血症和痛风有关，可诱发急性痛风的发作。沙特阿拉伯是个酒精摄入量较少的国家，高尿酸血症的患病率为 8.42%，且高尿酸血症发展为痛风的概率非常低。

酒精与痛风的关系可能与肾排泄尿酸减少及尿酸生成增多有关。酒精能加速腺苷三磷酸代谢而使尿酸生成增多，急性饮酒过量可加剧高尿酸血症，而其继发于一过性高乳酸血症。长期饮酒可刺激嘌呤生成增加。

酒的种类不一样，相关风险不一样。在各种酒精饮料当中，啤酒在发酵过程中消耗大量的水并产生嘌呤，与葡萄酒或烈酒相比，啤酒患痛风的风险更大，急性发作风险更大。

摄入的酒精量与痛风发作风险呈剂量依赖性，酒精摄入越多，痛风发作风险越高；特别是啤酒，每日饮啤酒 373 g 者比不饮者痛风发病的风险增高 49%，一旦摄入的酒精量超过 50 g/天，与不饮酒者相比，痛风发作的风险增高了 153%。有研究将少量饮酒（≤12.5 g/天）、适量饮酒（12.6～37.4 g/天）、大量饮酒（≥37.5 g/天）分别与增加痛风发作风险进行分析发现，无论是少量饮酒、适量饮酒，还是大量饮酒，都比不饮酒或偶尔饮酒的人群更容易发作急性痛风。因此，酒精是引起痛风的一个重要危险因素。

许多研究表明，经常性的饮酒是痛风发病的危险因素。根据 2016 年中国痛风指南建议，痛风患者需要限酒，尤其是白酒和啤酒。对我国男性来说，来自传统文化的影响与生活压力的现状，饮酒不知从何时起就成为工作、生活的一部分；虽然中国的饮食文化离不开酒，但还是要提醒大家，酒精增加痛风急性发作的风险不容忽视。

诱因 4：突然受凉 ▶▶

突然受凉是女性痛风发作的第二位诱因，在男性是位居第五位的诱因。体外实验揭示了尿酸盐结晶和环境因素（如 pH、温度、盐浓度、振动和大分子）之间的关系。如低体温时，尿酸可能更容易形成沉淀。急性痛风性关节炎好发于第一跖趾关节炎，可能跟该关节处于肢体末端、常常暴露于外界环境中（局部体温低），尿酸更易沉积，局部承重大（单位面积承受压力最大），易受伤，尿酸盐结晶易脱落，从而诱发炎症有关。因此，避免突然的受凉有助于预防痛风发作。

诱因 5：服用降尿酸药物 ▶▶

刚刚开始服用降尿酸药物的 3～6 月，痛风发作频率也会显著升高。这是为什么呢？主要是由于降尿酸药物打破了身体血尿酸的平衡，导致了血液里的尿酸降低，关节里沉积的尿酸结晶溶解，在刚开始溶解的过程中，结晶体容易诱导免疫反应，导致痛风急性发作。因此，无论是美国、欧洲还是中国的痛风治疗指南都推荐，在刚刚开始降尿酸的 3～6 个月，可以服用小剂量的非甾体抗炎药或者小剂量的秋水仙碱，用于预防痛风急性发作。

其他诱因 >>

除此之外，发作诱因还包括劳累、情绪波动、外伤、手术、感染、放疗、化疗、药物、放射性造影剂等。外伤或手术过程中，已有的尿酸盐结晶池中尿酸盐结晶解离，可造成补体活化和滑膜内的免疫细胞激活，活化的细胞产生细胞因子、多种其他炎症介质，反过来激活血液中的中性粒细胞，中性粒细胞进入关节局部，促使炎症的发生和进展。

严重感染会导致白细胞升高，组织细胞大量破坏，代谢性酸中毒等，引起尿酸产生过多和尿酸排泄障碍，血尿酸迅速升高。

疲劳和作息紊乱可导致机体能量大量消耗，代谢废物堆积，干扰了尿酸的排泄而诱发痛风发作。

人类离不开美食，但无论是带着"烤熏味"的肉类、原汁原味的海鲜，或是平顺甘醇的小酒，均是增加痛风发病风险的因素。调整生活方式有助于预防痛风急性发作，限酒、减少高嘌呤饮食的摄入、避免剧烈运动和突然受凉、规律作息、增加蔬菜摄入、多饮水等均可减少痛风发病的风险。

天天博士小贴士

痛风急性发作，诱因男女有别，男性主要为饮酒、高嘌呤饮食和剧烈运动；女性主要为高嘌呤饮食、突然受凉和剧烈运动。

痛风越来越年轻化

痛风包括三个阶段：无症状高尿酸血症、急性和间歇性痛风、慢性痛风性关节炎。全球关于痛风的流行病学报道，痛风发病率每 1 000 人每年 0.3～6 人。近年来，美国和英国的高尿酸血症和痛风的患病率据统计均有上升，美国国民健康与营养调查的数据显示，美国痛风患病率从 1988—1994 年的 2.64% 升至 2007—2010 年的 3.76%。

亚洲地区在 1950 年以前，无症状高尿酸血症和痛风的发病率极低，被认为是罕见病。那时人民生活水平较低，高嘌呤食物摄入少，随着人民生活水平的提高，肉类、海鲜成了家常便饭，于是高尿酸就找上了我们。我国的痛风和高尿酸血症的患病率呈上升趋势，患病率为 1%～3%。国家风湿病数据中心（CRDC）数据显示，截至 2016 年 2 月，我国痛风患者年龄平均在 48.28 岁，逐步年轻化。

过去人们认为痛风是老年性疾病，但实际上痛风可见于各年龄人群。痛风在大多数发达国家的发病率超过 1%，特别是在北美和欧洲。2007—2008 年，美国 3.9% 的成年人（20 岁）患有痛风，加拿大大致评估痛风影响了约 3% 的成年人。希腊的痛风发病率在欧洲最高，痛风患者占了成年人的 4.75%。2012 年，英国痛风流行调查显示，痛风患者占成年人（20 岁）的 3.22% 和整个人口数量的 2.49%。

痛风最开始出现于 40～60 岁人群，随着年龄增加，痛风发病率逐渐增加。但目前痛风、高尿酸血症已年轻化，在临床上，也不乏见儿童、青年人群患有高尿酸血症和（或）痛风。

那么，是谁煽动了痛风的年轻化？痛风的年轻化与生活水平、饮食结构、生活方式息息相关。

随着生活水平的提高，人们的饮食结构发生了明显变化，尤其是 20～

40 岁的年轻人饮食中含高能量、高嘌呤类物质显著增加。年轻患者痛风发病前，90% 以上经常大量饮酒或偏好于肉类、动物内脏、海鲜等高嘌呤成份食物，高嘌呤饮食增加了高尿酸血症和痛风的发病的风险。

另外，年轻人偏好富含果糖的饮料、甜品，有研究显示，富含果糖的饮食的摄入与成年人群痛风和高尿酸血症风险的增加显著相关。

肥胖的年轻化是痛风年轻化的又一因素。调查表明，在 40 岁以下的痛风患者中，约 85% 的人体重超重。饮食过于丰富，生活欠规律，喜熬夜，运动少，肥胖成为必然的趋势，肥胖可增加高尿酸血症患者发生痛风的风险。

青年工作者还常常要面对各种应酬，大鱼大肉以及难以推脱的劝酒，恰恰高嘌呤饮食与饮酒既是痛风的重要诱因，又是痛风急性发作的促成因素。前文已讲过，经常性饮酒明显增加痛风患病和发作的风险。

另外，目前在年轻人中，与痛风相关的代谢疾病增多，如高脂血症、高血压、糖尿病等；而这些疾病相互影响也会导致尿酸产生增多和尿酸排泄减少，从而导致尿酸水平升高而增加痛风的风险。

高尿酸血症和痛风现已成为危害我国人民身体健康的常见病和多发病，极大地降低了患者的生活质量并成为患者家庭及社会的负担。因此，需要采取特别措施，如改变生活方式来减少高尿酸血症、痛风对成年人特别是年轻人健康的潜在危害。

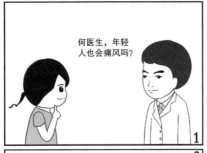

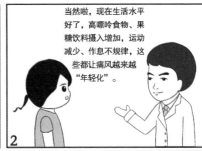

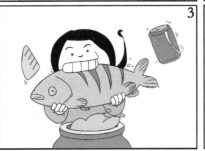

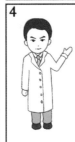

天天博士小贴士

　　随着生活水平越来越高，高尿酸血症和痛风发病人群也越来越年轻化，年轻人也需要开始重视高尿酸和痛风的问题了。

痛风为何"重男轻女"

曾有患者家属问我："我看到很多痛风患者都是男性，男性、女性平时生活条件都差不多，为什么痛风会'重男轻女'呢?"

在痛风这个疾病上，男女还真不平等。痛风发病有明显的年龄和性别特征，男性患者远远多于女性患者。

2005 年，在北京协和医院参加年度体检的人群中，痛风的患病率为 1.0%，其中男性的患病率为 1.5%，女性为 0.3%。

痛风在患病率上确实偏爱男性，但是女性仍占有一定比例，也就是说，偏爱不是绝对的。痛风除了在患病率上偏爱男性，在发病年龄上也偏爱男性。女性痛风性关节炎的发病年龄比男性平均晚 10 岁左右，男性患者首次发生急性痛风性关节炎通常在 40～60 岁，女性则在 60 岁之后。

那么，是否正常男女性的尿酸本身就有区别呢?

答案是否定的。血清的尿酸浓度与年龄、性别有关。儿童正常血清尿酸盐浓度范围为 180～240 μmol/L，儿童的血清尿酸水平较低，而青春期男性和更年期女性的血清尿酸水平升高，这可能也是男性和女性痛风发病年龄不同的原因。青春期男性血清尿酸浓度增加 60～120 μmol/L 并通常持续终生，而女性血清尿酸浓度在绝经前期变化很小，绝经后升高并接近成年男性水平。

女性尿酸水平偏低，这与女性雌激素水平相关。雌激素有促进尿酸从肾脏排泄的作用，肾小管重吸收尿酸减少，从而降低尿酸水平，同时还能够减少尿酸盐的沉积，从而减少急性痛风发作的风险。而雄激素反而可以使磷脂膜（细胞膜主要成分就是磷脂）对尿酸盐结晶有易感性而引起细胞反应，诱发炎症反应，导致痛风发作风险增高。

有研究发现，45～75 岁或≥75 岁的女性痛风发生率是 <45 岁的女性

的 4 倍。与绝经前妇女相比，绝经后妇女发生痛风的风险更高；但是如果绝经后给予性激素治疗，痛风风险就能够显著降低。研究表明，在绝经前，女性高尿酸和痛风的发病率明显低于男性，但是绝经后，女性高尿酸和痛风发病率逐渐升高，随着年龄的增加，男性和女性的发病率趋于相近。这也说明，绝经后，女性失去了雌激素的保护作用，尿酸水平也慢慢升高了，痛风发病率也就升高了。但是，绝经后如果口服补充雌激素，痛风发病率就不会显著升高。

除此之外，还有其他原因促使了痛风"重男轻女"的行为，包括饮食结构、家庭结构模式与生活方式。饮酒与痛风的发生有着很强的相关性。男性因为应酬等原因，饮酒机会较多，而且喝酒的时候往往享受大鱼大肉，大量富含嘌呤的肉类、海鲜进入体内，加上一壶好酒，男性痛风的发病率就蹭蹭往上涨了。

但是，并非女性就一定不会发生痛风，随着饮食结构的不断改变，女性痛风患病率也有增加的趋势。因此，女性也需要在生活方式上给予适当的重视，预防痛风的发生。

天天博士小贴士

女性在性激素的保护下，高尿酸和痛风的发病率比男性显著降低；但是并不是说就完全不发生；随着饮食结构的改变，女性发病率也逐年升高，需要引起重视。

痛风为何"中意"老年人

我曾接诊一个夜间 23 点多从急诊转来的老年患者，老人既往有痴呆病史，家属描述平时走路就不是特别平稳，这两天突然不能走路了，老人自己也描述不清。完善检查后发现，是急性痛风发作。家属很纳闷说："这么大把年纪了，为什么还会有痛风发作呢？"

实际上，痛风非常"中意"老年人。我们知道，高尿酸血症相当常见，血清高尿酸水平跟很多因素相关。成人血清尿酸水平与血清肌酐、血清尿素氮、体重、身高、年龄、血压和乙醇的摄入有很强的相关性。

美国一项调查曾比较了 1989—1992 年和 2009—2010 年期间，关于痛风的发病率和痛风患者年龄、性别结构组成，发现痛风的发病率总体上随着年龄的上升而增加，40 岁之后，痛风发病例数增长较为集中，痛风发病主要分布年龄在 40 岁之后。

尽管痛风的发病率有年轻化趋势，但是我们依然可以发现，老年人的发病率仍明显高出年轻人。

那么，痛风除了年轻化、"重男轻女"之外，为什么特别"中意"老年人呢？

首先，儿童血清尿酸水平较低，青春期后不论男女，血尿酸值均随年龄增加有所升高，然后慢慢达到正常水平。男性血清尿酸值的水平高于女性。随着年龄的增加，绝经后妇女的血清尿酸水平上升到男性的水平。

痛风的患病与发病过程中有多重因素参与，包括年龄、性别、种族与地域、家族遗传，也包括环境因素、药物使用及合并疾病等影响因素。

人民预期寿命的增加，老年人口数量的显著增加，对痛风的流行和发病率有直接和间接的影响。随着年龄的增加，与年龄相关的共患疾病本身（如高血压、糖尿病、高血脂、肾脏疾病、肿瘤等）以及对疾病的治疗也增加了老年人群痛风的风险。另外，性激素在尿酸调节中也发挥着重要的作用。女性体内的雌激素可促进尿酸的排泄，相反，绝经期的女性的雌激素降低明显，增加了老年女性得痛风的可能。

人体肾脏对尿酸的清除率随年龄的增加而下降，老年人尿酸排泄降低，致使老年人更易患痛风。无论是急性还是慢性或其他原因所致的肾功能不全（如肾小球滤过率下降），均可导致尿酸排泄降低和高尿酸血症。另外，各种形式的有机酸（代谢性的）均可导致肾尿酸排泄减少，例如，乳酸中毒患者（低氧、败血症、肝或肾脏疾病、术后或心肌梗死等）可出现高尿酸血症。慢性疾病的存在是痛风的常见危险因素，心脏病、糖尿病、高血压、高尿酸血症、肥胖、肾功能不全、高甘油三酯血症、高胆固醇血症、绝经、手术和肌酐水平升高都与痛风风险有关。

老年人常合并一种或多种基础疾病，年龄本身就是痛风危险因素，加上合并疾病，使得老年人更易招痛风偏爱。

除此之外，肥胖也是痛风的独立危险因素。有统计数据显示，超过50%的痛风患者为超重或肥胖。中老年人更易肥胖，这也成了痛风"中意"老年人的原因之一。

当然，部分老年患者由于药物的使用也可能促使痛风的发病。例如，利尿药是治疗高血压和充血性心力衰竭最常用的药物，如袢利尿剂等可使痛风的风险增加达 3 ～ 20 倍。心内科和神经内科疾病治疗当中，常用到阿司匹林二级预防、抗血小板聚集抗凝治疗，但低剂量的阿司匹林却可能通过减少尿酸排泄而造成尿酸水平的升高。老年人合并常见基础疾病，在治疗和预防过程中使用的某些药物无形中也成为促使痛风的发生的危险因素。

痛风与高血压、糖尿病、高血脂和心脑血管疾病相互影响，给老年人群的身体健康带来了很大的危害，因此，合理地整体治疗老年患者的疾病至关重要。

只有10%的高尿酸患者会发生痛风，但是高尿酸的危害不仅仅是痛风，还会导致心脑血管疾病、肾脏疾病、糖尿病等风险增加。

痛风的痛，最典型的特点就是单个关节红、肿、热、痛。

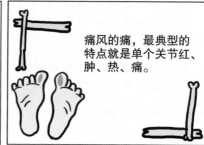

痛风不仅"男女有别"还偏爱"老年人"，但也越来越"年轻化"了。

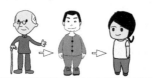

长期高尿酸导致尿酸结晶在局部沉积，形成痛风石；只有规律降尿酸，痛风石才能逐渐溶解。即使选择手术清除痛风石后，也需要规律降尿酸治疗。

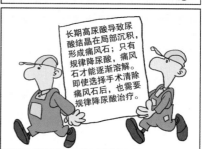

天天博士小贴士

老年患者不仅高尿酸和痛风发病风险增加，其他慢性病风险也随年龄增加，因此需要整体的治疗。

　　有一个年轻患者，他来找我看了痛风之后，过了段时间把他爸带来了，又过了段时间把他姑姑也带来了，再过了段时间，又把他哥带来了。以至于有一次在患者微信群里聊天的时候，他说："何医生，你的微信患者群，都快成了我的家庭群了，我们家五六个人都在这个群里。"

　　不是说痛风是吃出来的病么，难道还会遗传？其实，痛风和遗传还真有点关系。

　　尿酸是嘌呤代谢的分解产物，高尿酸血症在人类的进化过程中曾起到有益于生存的正向促进作用，也许是这种进化压力导致了人类血清尿酸的高基线水平。多数哺乳动物的血尿酸水平范围为 30 ～ 120 μmol/L，在人类和其他灵长类动物血尿酸水平范围为 240 ～ 420 μmol/L。2 300 万年前到 1 000 万年前，中新世时期，一些灵长类基因突变导致了尿酸酶基因的失活，使得尿酸无法进一步分解。

　　多项遗传研究发现，尿酸酶基因在进化过程中多次穿插于类人猿谱系中的突变。科学家们推测这些突变的原因是尿酸盐的产生增加可能有利于这些特殊物种的生存。尿酸盐在中枢神经系统的作用可能更为重要，高尿酸血症是通过促进类人猿的智力而提供进化优势的。中新世时期在类人猿的进化中是一个重要的时期，类人猿经历了多次不同突变后最终导致尿酸酶基因失活。包含不同突变的多个物种的存活研究表明，尿酸酶的缺失可能传递着生存的优势，尽管它成为了高尿酸血症和痛风必要的条件。因此，尿酸与人类的进化密切相关，也使得它成为了遗传的一部分。

　　虽然，尿酸酶的缺失促使了人类和其他类人猿的血尿酸的增加，但所达到的血尿酸水平尚不足以引起尿酸结晶和痛风。也就是说，虽然人类进化过程遗传的因素所致尿酸有所增加，给高尿酸血症和痛风带了风险，但是并不是绝对的必然因果关系。但是，若尿酸产生过多或尿酸排泄功能故障，就容易使尿酸的浓度超过溶解阈值。一旦打破了尿酸产生和排泄的平衡机制就容易导致高尿酸血症。

研究发现痛风的家族发病率为 11% ～ 80% 。欧洲人血清尿酸盐水平和痛风的遗传率分别为 27% ～ 41% 和 30% 左右。美国和英国的大型研究表明，约 40% 的痛风患者具有家族病史，血清尿酸浓度由多种基因进行调控。例如，一些罕见类型的高尿酸血症和痛风（次黄嘌呤磷酸核糖转移酶缺陷、焦磷酸盐合成酶过度活跃、家族性高尿酸血症肾病），均有遗传的基础，大多数在童年或成年早期就会有所表现。

但临床明确的家族遗传性高尿酸血症和痛风只是少部分人，绝大部分痛风患者并没有任何独特的先天性代谢障碍，大多数痛风患者只是肾对尿酸的排泄功能低下，因此，可以推断一些痛风的家族因素与肾对尿酸排泄能力的遗传变异相关。

目前的研究已经确认了近 30 个与尿酸盐浓度相关的基因位点。其中，有 2 个基因组遗传变异是血尿酸水平的重要决定性因素。因此，痛风跟遗传是有关联的，遗传因素既是痛风发病的病因，也是其代谢异常的基础，在痛风、高尿酸血症中扮演着重要的角色。

我们知道痛风可分为原发性痛风和继发性痛风。原发性痛风是多基因遗传性疾病，它的发生发展是遗传因素和环境因素相互作用的结果。目前临床研究发现，单纯高嘌呤饮食并不能直接导致痛风，只有约 10% 的高尿酸血症患者会发生痛风，说明除了高尿酸血症，痛风的发生还有其他的影响因素，遗传可能起了关键作用。

尽管遗传在痛风过程中扮演着重要的角色，但是，痛风是多种因素参与的有着复杂机制的疾病，除了遗传因素外，环境因素、饮食习惯等也不容忽视。因此，我们可以通过调整环境因素、饮食和生活习惯来预防痛风的发生。

症状篇

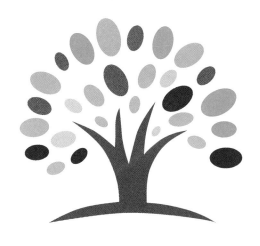

在一次门诊中，一位痛风老患者带着他朋友一起过来，他朋友一直觉得自己身体挺好的，除了有一次聚餐喝了点啤酒第二天测了尿酸大约为470 μmol/L 之外，并没觉得有什么不舒服。我让他再次抽血检验，血清尿酸结果为 483 μmol/L。那么，这是否是高尿酸血症呢？

高尿酸血症就是血清尿酸浓度升高超过了血清尿酸盐的溶解度极限，男性的上限为 420 μmol/L（7 mg/dL），女性为 360 μmol/L（6 mg/dL）。如果血清尿酸浓度超过了 420 μmol/L，尿酸盐就容易形成结晶，沉积下来，发生痛风性关节炎或肾结石的风险增加。临床上将血清尿酸水平增高但尚未发生痛风（表现为关节炎或尿酸性肾结石）的定义为高尿酸血症。上述案例中患者符合高尿酸血症，但目前没有临床症状且没伴有其他疾病，临床上称之为无症状高尿酸血症。

那么，是不是无症状的高尿酸血症就等同于永久的安好呢？

大多数高尿酸血症患者可无症状，但向急性痛风转变的趋势随着血清尿酸浓度升高而上升，同时肾结石发生风险也随血清尿酸浓度升高而增大。当痛风性关节炎首次发生或发生肾结石时，就提示无症状高尿酸血症期即将结束，大多数情况下发生在持续高尿酸血症之后的数年。10%～40%的痛风患者在首次关节炎发作前有过一次或多次肾绞痛发作。因此，无症状高尿酸血症不能完全被忽视，高尿酸血症是痛风的必要条件。用"体内暗涌，蓄势待发"来形容无症状高尿酸血症再贴切不过了。人们往往将尿酸和痛风联系在一起，却很少关注无症状高尿酸血症。高尿酸血症是痛风的主要致病因素；同时，高尿酸血症和其他很多疾病都有关系，如高血压、冠心病、脑血管疾病、肥胖、胰岛素抵抗和血脂紊乱等。研究发现，75%～80%的痛风患者合并高甘油三酯血症，22%～38%的未经治疗的高血压患者合并高尿酸血症。日本的一项研究发现，无症状高尿酸血症显著增加了没有合并疾病的成年人罹患心脏疾病、代谢疾病的风险，高尿酸血症是冠状动脉疾病发生的危险因素之一。美国健康和营养调查发现，痛风人群中有71%的合并心血管疾病，53%的有肥胖，26%的有2型糖尿病，14%的有心肌梗死，11%的有心力衰竭，还有10%的有卒中病史，并且血尿酸越高，这些疾病发生的风险就越高。还有研究发现，2%～50%的糖尿病患者合并高尿酸血症，不少于9%的合并痛风性关节炎，7%～74%的痛风患者合并糖耐量异常。由此可见，尿酸升高不仅和痛风有关，还和其他很多疾病有关。可见，高尿酸血症本身就是危害人类健康的一种严重代谢性疾病。

因此，无症状高尿酸血症真正是"体内暗涌，蓄势待发"。一旦诊断为无症状高尿酸血症，应积极重视，尽可能寻找病因和相关因素，动态监测是否合并其他疾病，明确是否需要降尿酸治疗。

本文开篇提到的患者，检查结果血尿酸是483 $\mu mol/L$，之前是470 $\mu mol/L$，没有痛风、肾功能异常、糖尿病、心血管疾病和肥胖，因此我建议患者控制饮食、多喝水、适当运动、规律作息，2个月左右复查。2个月后，复查血尿酸392 $\mu mol/L$，得到了明显的改善。

天天博士小贴士

只有10%的高尿酸血症患者会发生痛风，但是高尿酸血症的危害不仅是痛风，还会导致高血压、心脏病、脑血管疾病、糖尿病、高脂血症和肥胖等。因此，即使高尿酸血症不发生痛风，也需要重视，积极处理。

痛风急性期的症状

有一种痛，叫痛风的痛。痛过之后，才知道其中滋味。痛风的急性期给人的第一印象就是把"痛"这件事儿表现得淋漓尽致。痛风急性发作，不仅是痛风患者最害怕出现的情况，也是高尿酸血症患者最不愿意面对的事件，因为一旦痛风急性发作，就意味着从高尿酸血症患者升级为痛风患者了。

痛风急性期以急性发作的剧痛性关节炎起病。随着时间的推移，当痛风多次发作后，无症状的间歇期逐渐缩短，急性发作期持续时间逐渐延长，最终无间歇期，意味着进入了慢性多关节性痛风期。

大多数痛风发作，尤其在早期阶段，表现为单关节受累，常表现为特征性的急性剧烈疼痛发作。痛风急性发作时的特点为"单、红、肿、热、痛"。

单，首次发作多累及单关节，最常见就是第一跖趾关节，就是我们俗话说的"大脚趾与脚掌连接的关节部位"，有人把这称为"魔鬼咬了我的大拇趾"。

红，由炎症局部血管扩张、血流加快所致，表现为受累关节局部表面的皮肤出现发红。

肿，由局部炎症性充血、血液成分渗出引起，表现为受累关节及其周围局部肿胀，很多患者关节肿得很厉害，皮肤都绷得紧紧的。

热，由炎症所致，炎症部位血管扩张、血流加快致受累关节表面皮肤体温较周围皮肤温度偏高，也就是所谓的关节发热。

痛，由于渗出物压迫和某些炎症介质直接作用于神经末梢而引起疼痛。表现为发作部位剧烈疼痛，不少患者把它描述为"恨不得剁脚"的疼痛，受累关节按压时有明显压痛感，首次发作往往疼痛显著不能触碰，一旦触到就会疼痛加剧。

急性痛风发作，有85%～90%的首次发作累及单一关节，以第一跖趾关节（脚拇指）最为常见，也就是传说中的"足痛风"；一般来说，急性痛风发作主要累及下肢，最终也可累及四肢任何关节。其余常见受累关节依次是足背、踝关节、足跟、膝关节、腕关节、手指和肘关节。首次发作即累及多关节者并不多，仅占为3%～14%。急性痛风发作的典型特征是急性晶体性关节炎，多在夜间突然发作，关节剧痛难忍，发生数小时内受累关节呈红、肿、热、痛及明显压痛；也可表现为急性痛风性滑囊炎、肌腱炎或腱鞘炎。这种病通常在1～2周内痊愈。

部分患者可伴有全身症状，比如白细胞增多、发热及红细胞沉降率增快。但累及关节出现红、肿、热、痛症状并不是急性痛风性关节炎独有的表现，其他关节炎也可能会出现，需要注意与化脓性关节炎、感染性关节炎和其他晶体性关节炎鉴别。

并非所有的急性痛风患者都有典型的临床表现。轻者发作可在数小时内缓解或仅持续1～2天，达不到典型发作的严重程度；重者就诊都需要坐轮椅，一触就痛，完全不能触碰，也有些只能弓着身子躺在床上，生活起居完全需要旁人照顾，并可持续数天或数周。红肿消退后受累关节处皮肤可出现脱屑和轻微酸痛。

那么，痛风急性发作前有没有一些征兆呢？

一些痛风患者在首次发作前有过短暂但轻微的"踝关节扭伤"感，足跟疼痛或第一跖趾关节刺痛感，大多数患者首次发作常见于夜间熟睡时骤然疼痛醒来。在急性发作前，很多患者会描述在痛风症状出现前有一些诱发因素行为，比如急性痛风性关节炎患者常常在饮酒、劳累、受凉及吃了小龙虾等高嘌呤食物后发作，或是在一些感染、手术、外伤后发作。痛风急性发作不但会使关节损伤，影响关节功能，更为严重的是，会对肾脏造成严重的伤害。反复的多次痛风急性发作，也是造成痛风性肾病的最主要原因。

急性痛风发作可能有很多原因及诱发因素，不管什么原因，痛风发作是由于尿酸盐结晶不稳定趋化了炎症因子的释放，因此，痛风急性期的治疗推荐及早（一般应在24小时内）进行抗炎止痛治疗，有针对性地使用非甾体消炎药（NSAIDs）、秋水仙碱或糖皮质激素可有效抗炎镇痛，提高患者生活质量。医生根据患者的病情及基础疾病情况进行选择，病情严重时可联合使用。需要强调的是痛风急性发作时，关节出现红、肿、热、痛，有人会误以为是感染而使用抗生素，或者部分患者使用了抗生素后确实症状缓解，但真的是抗生素起的作用吗？当然不是，抗生素压根就没有起作用，只是碰巧痛风急性发作持续时间较短，于是抗生素被误认为有效了。

天天博士小贴士

痛风的痛，可以"天崩地裂"，可以"哭天喊地"；其典型特点是单个关节的红、肿、热、痛。

痛风为何总喜欢夜袭

山珍海味，觥筹交错；宾主尽兴，畅快淋漓；曲终人散，各自归家，酣然入睡……本想一觉天亮，哪想夜半风来，扰人清梦。究竟是什么风来？原来是痛风，所到之处疼痛难忍，以至连夜赶往医院急诊。

为什么痛风总是在夜间发作呢？可能和以下几个因素有关。

大吃大喝 ➤➤

大多数患者夜间疼痛都是由于晚上胡吃海喝，摄入了大量的酒类和高嘌呤食物，导致体内合成的尿酸突然急剧增高，尿酸盐大量沉积在关节局部，诱发痛风急性发作。

体温降低 ➤➤

曾经有个老患者，大夏天开着空调，吃着西瓜，追网剧，但是看着看着就睡着了，半夜痛风急性发作痛醒了。夜间痛风发作的另外一个原因就是冷。入睡后人体的新陈代谢速率降低，从而体温降低，此时如果空调温度太低或者天气太冷没有盖好被子都会导致关节局部的温度降低。尿酸在正常体温的情况下浓度超过 420 μmol/L 时就会形成尿酸盐结晶，而在体温低于 30 ℃（四肢温度一般较躯干温度低）时，血尿酸在 300 μmol/L 时就可析出尿酸盐结晶。因此，夜间受凉，体温下降，关节受凉，痛风就可能发作了。

激素水平降低 ➤➤

人体内的糖皮质激素在早上 6—8 点时分泌最多，凌晨 0—2 点时最低，糖皮质激素具有强大的抗炎、止痛能力。而夜间糖皮质激素分泌减少，此时人体抗炎及排酸能力最弱，痛风很容易就乘虚而入了。

其他原因 ≫

除了上述原因外，还有其他一些影响因素。例如，人体在夜间无法及时补充水分，但是我们呼吸、排汗都会使水分流失，导致夜间人体相对缺水，尿酸浓缩，使痛风急性发作的可能性增加。肥胖的痛风患者，容易有呼吸暂停的现象，导致机体缺氧，缺氧会使尿酸合成增加，从而也会增加痛风急性发作的风险。

痛风喜欢夜间发作，大多数时候并不是单一因素导致的，而是多个因素相互作用所致。

天天博士小贴士

痛风急性发作，多在夜间发生，这和大吃大喝、关节受凉、激素分泌等很多因素有关。痛风患者需要控制饮食、注意保暖、适当补充水分，这样就可以睡个好觉了。

痛风发作时尿酸一定高吗

在门诊有很多患者都问："何医生，我的尿酸在正常范围内，为什么还会发生痛风呢？"也有很多患者痛风急性发作来就诊时要求："何医生，你帮我查一下尿酸吧，看看在什么范围？"一般来说，对于已经确诊或者痛风临床表现明确的，我一般都会告诉患者："目前暂时不用检测尿酸，等你关节不痛了再来检查尿酸，可能更准确一些。"这是为什么呢？

在临床上，痛风发作时尿酸水平在正常范围内的病例并不少见。这究竟是为什么呢？

首先，比较常见的原因就是降尿酸药物导致的。很多患者刚开始服用降尿酸药物，尿酸突然降低本身就会诱发痛风急性发作。遇到这样的情况怎么办呢？建议继续服用降尿酸药物，同时加强止痛，控制炎症反应。疼痛完全缓解之后，需要继续服用小剂量的非甾体抗炎药或者秋水仙碱，防止再次出现痛风急性发作。这个治疗方案是美国、欧洲和中国都推荐的治疗方案。

其次，尿酸在体内浓度达到一定饱和度时，会形成结晶，沉积在关节周围、耳廓等部位，长时间的沉积就形成了我们平时所说的痛风石，痛风石就是一座巨大的尿酸库，所以，很多时候我们血中的尿酸水平并不能真实地反映人体的尿酸含量。这也是为什么尿酸值达到正常水平后也不能马上停药仍需坚持降尿酸治疗的原因。

再次，痛风急性发作时，身体会出现相应的反应，比如血沉和C反应蛋白炎症指标升高、血常规白细胞升高，很多激素如肾上腺激素、糖皮质激素分泌也会增加，糖皮质激素可以使血管扩张，血容量增加，进而增加了肾脏对尿酸的排泄和清除，使得痛风发作时测得的尿酸值会偏低，不少患者的尿酸值会在正常范围内。

最后，可能是在痛风急性发作时，很多患者因为疼痛主动避免了高嘌呤食物，喝水也多了，尿酸生成减少，所以测得尿酸水平就相对不高了。

所以，尿酸值正常并不能排除痛风，痛风急性期查血尿酸水平正常时，医生会通过症状、体征，借助其他检查手段如疼痛关节的 X 片，关节彩超观察到强回声信号，或是关节镜下找到尿酸盐结晶等，帮助诊断痛风。另外，还要继续监测尿酸水平，待痛风急性期过后 2 周左右复查血尿酸水平，从而明确诊断和监测病情。

天天博士小贴士

即使尿酸水平正常，也不能完全排除痛风；也不能因为尿酸水平正常，痛风患者就停用降尿酸药物。在痛风发作的急性期，很多原因会导致尿酸降低，不能够反映出真实状态的尿酸水平，所以建议患者在疼痛完全缓解后复查尿酸，进一步明确痛风诊断，制订合适的降尿酸方案。

痛风 "钟爱" 哪些关节

有一次，门诊来了一个年轻人，穿着拖鞋，一瘸一拐地走进诊室，我看了看他发红的脚拇指，没等他开口便笑着说："痛风了吧？"他大吃一惊："医生，你咋这么神呢？你怎么会知道呢？"我笑了笑说："不是我神，是你痛的关节是脚拇指关节。"那么，为什么我能从一个发红的大脚趾就能基本判定他是痛风了呢？

痛风是个有"个性"的病，它不仅"重男轻女"、"中意"老年人，还"钟爱"我们双脚的第一跖趾关节，也就是"大脚趾"。据统计，85%～90%的痛风患者首次发作都是单关节受累，而且最多累及的是第一跖趾关节。另外，即使你的第一次痛风发作没有献给你的大脚趾，后面的日子里仍然有很大可能会发生这种情况。90%～95%的患者都会在痛风反复发作过程中经历过一次大脚趾急性发作的"酸爽"。这是为什么呢？这就要从痛风的发病机制和第一跖趾关节特殊的地理位置说起了。

首先说说痛风的发病机制吧。简单来说，尿酸盐浓度超过了在血清中的溶解极限（37 ℃时为420 μmol/L），它就会从血清中析出，沉积于关节、肾脏等位置，引起相应的病变，其中痛风性关节炎便是最基本、最突出的临床表现。而尿酸盐的溶解度是与温度、酸碱度（pH值）相关的，温度越低或pH值越小，尿酸盐的溶解度就越低，就越容易从血清里析出。人体正常的核心体温约为37 ℃，那些离心脏越远、皮肤越菲薄、皮下脂肪越少的地方，温度也会越低。而第一跖趾关节正是处于这样的"偏远地区"，它的温度比身上其他部位要低，加上夜晚环境温度降低，就进一步促进了大脚趾局部的尿酸盐析出。

其次，第一跖趾关节处于肢体末端，这个部位血液循环较差，血流缓慢，尿酸盐很容易在此处沉积。另一方面，局部血液循环较差导致的另一个后果是组织相对缺氧，会代谢产生更多的酸性物质，导致局部的酸碱度降低，尿酸盐的溶解度也有所降低，也就有更多的尿酸盐沉积在大脚趾局部。

再者，第一跖趾关节是承重的重要关节，由于它单位面积小，受到的压强较大，所以容易出现损伤，导致尿酸盐结晶的局部脱落，从而诱发痛风的发作。

其实，除了第一跖趾关节之外，痛风还青睐其他一些关节，包括足背、踝关节、足跟、膝关节、腕关节、手指和肘关节等。所以当发现这些关节出现红、肿、热、痛的症状时，就要警惕是否为痛风急性发作了，但要注意与骨关节炎、类风湿关节炎等相区别。

相反，有些关节的痛风发作就显得很"低调"，如肩关节、髋关节、脊柱、骶髂关节、胸锁关节、肩锁关节或颞颌关节，当尿酸盐沉积在这些部位并发生痛风时，诊断往往比较困难。

曾有一位患者，觉得胸部不舒服，检查发现胸椎局部有占位性的改变（也就是局部莫名其妙的多了一些东西），最后为了明确诊断和治疗，进行局部活检后发现，局部的肿物居然是尿酸结晶。好神奇，尿酸居然还可以在脊柱椎间盘沉积。

痛风可以累及全脊柱的每一个节段，其中腰椎是最常受累的，其次是颈椎，可表现为背痛、腰椎管狭窄症、神经根受压和马尾综合征等，其中背痛是最常见的症状，以上症状往往使脊柱痛风容易与脊柱关节病、椎间盘突出症相混淆，要特别注意区别。当然，脊柱痛风是比较少见的。实验室检查可发现血清尿酸偏高，CT 或 MRI 显示腰椎占位性病变，但 CT、MRI 诊断的特异性不高，其实大部分患者明确诊断脊柱痛风都得依靠外科局部活检后进行病理检查，看是否有尿酸盐结晶的存在。因此，如果你是一名长期高尿酸血症或反复痛风发作的患者，当出现腰背痛、下肢麻痛、发热等症状时，千万不要忘了有脊柱痛风的可能，记得要及时到医院的风湿免疫科或脊柱外科就诊。

门诊见过很多这样的患者，来的时候疼痛难忍，哭爹喊娘的。明确诊断痛风后，我都会告诉患者："痛风急性期先用止痛药物对症处理一下，2～3天就可以缓解了。但1～2周后一定要回来复诊，痛风治疗的关键是降尿酸治疗，尿酸控制好了，痛风自然而然就好了。"大多数患者会说："好的，何医生，我一定回来复诊，痛风痛起来太难受了。"但事实却是大多数患者都"不见棺材不掉泪"，不痛的时候没有回来，当再次见到他的时候，又是哭爹喊娘地回来了。

很多患者都会跟我说："何医生，我本想来复诊的，但是痛风一旦不痛了，跟正常人一样，根本没有感觉，我就想还是等段时间再回来复诊吧，等着等着，然后又痛了。"我一般都会习以为常地笑一笑说："没关系，记得下次听话就好，你不是第一个，也肯定不是最后一个。"

这就是痛风的间歇期（慢性期）。痛风分为三个阶段：无症状高尿酸血症、急性痛风反复发作（间歇期无症状，也叫慢性期）、慢性痛风性关节炎。痛风间歇期是"暴风雨前的风平浪静"。那么间歇期的表现具体有什么特点呢？

急性痛风过后，可能没有任何症状，完全像正常人似的，一年甚至好几年都不会痛风发作。但是随着病情的加重，痛风急性发作的频率会逐渐增加，而且疼痛的剧烈程度也可能会逐渐加重（以前可能3～5天就缓解了，现在完全无法自行缓解），或者发现有些经常疼痛的部位出现类似小肉瘤样的东西，我们称之为痛风石。

这个时候，痛风发作的间歇期就越来越短了，不再像以前可能半年甚至一年才发作一次，现在可能刚刚控制住疼痛第二天又发作了，而且关节肿痛反复发作可能不再是单个关节疼痛，而是同时出现多个关节疼痛，病情逐渐变化发展至多关节炎并进入慢性关节炎期。

进入慢性痛风性关节炎期后，关节疼痛较前频繁，无症状间歇期缩短，疼痛持续时间明显延长，同时疼痛逐渐加剧，甚至在发作后不能完全缓解。受累关节数也将逐渐增多，严重者可能从常见的急性发作的第一跖趾关节、足背、踝、足跟、膝、指、腕和肘关节等受累关节逐渐累及肩、髋、脊柱、骶髂、胸锁和下颌等不常累及的关节甚至包括肋软骨，表现为肩背痛、胸痛、肋间神经痛和坐骨神经痛等症状。晚期的时候主要出现多关节肿大、僵硬、畸形和活动受限。

没有经过治疗的患者从首次发作到出现慢性症状或者肉眼可见的痛风石的时间间隔差异很大，为 3～42 年，平均 11.6 年。但是，从首次发作后 10 年，50% 的患者未出现痛风石，其余的患者大部分关节只是有少量的晶体沉积，随着时间推移，出现痛风石的比例逐渐上升，到 20 年后可达到 72%。这说明痛风石是慢性痛风性关节炎的特征性标志。

事实上，医生常根据上述临床表现和患者的病程来确定慢性痛风。这个时期，血液检查常见血尿酸升高，如果做滑囊液检查常可以见到尿酸盐结晶，通过偏振光显微镜观察痛风结节的活组织标本可发现大量的尿酸盐结晶。X 线检查可见受累关节的关节间隙变窄，软骨下骨质有不规则或半圆形的穿凿样缺损，边缘锐利，缺损边缘骨质可有增生反应，这提示病情可能有进展，出现关节畸形甚至残疾了。

因此，必须重视间歇期的治疗，只有规律地控制尿酸，才能避免反复的痛风急性发作，进而避免在不知不觉的时候就出现痛风石，甚至出现关节损害、畸形等。不能"好了伤疤忘了疼"。发作间歇期才是规范治疗的好时期。在 2016 年欧洲抗风湿病联盟发布的指南中，对严重痛风（痛风石、慢性关节病变、痛风频繁发作）患者，建议控制血清尿酸水平低于 300 μmol/L，以促使尿酸结晶更快溶解，直至完全溶解、痛风石消失为止。

痛风石的由来

我未为石，游离于你的细胞，

我若为石，扎根在你的关节；

我未为石，供你营养，

我若为石，叫你苦痛。

——柯逸涛等

一首小诗直接道出了痛风石的来源。嘌呤的代谢物，沉积在关节，最后竟成了石头，带来的是痛苦。

那么，痛风石究竟是怎么来的呢？

痛风石其实就是我们体内尿酸盐的结晶沉积引起周围组织反复发生炎症的慢性类肉芽样组织，最后会形成一个一个的包块，这是慢性期痛风的特征性表现。一般只要出现了痛风石，药物治疗的周期就会拉长，效果也可能会打折扣。痛风石可带来一系列的问题，有可能沉积在关节内使关节活动受限，然后逐渐破坏关节，出现畸形，甚至还可能合并皮肤溃疡和感染等，严重影响日常活动。

痛风石形成的速度与高尿酸血症的程度以及持续时间相关。血尿酸水平高的时候，尿酸的溶解速度比产生速度慢，导致血中过多的尿酸无法从身体里面排出去，最后这些多余的尿酸就逐渐在关节内沉积，甚至可能出现在软骨、肌腱、软组织及其他任何地方。痛风石沉积形成的过程是十分隐匿的，一般很难发现，当发现时，要不就是因为痛风石沉积诱发了周围组织的急性炎症，出现关节剧烈疼痛，要不就是它已经"日益健壮"，成了一个"大块头"，关节局部出现结节、变形。

下面我们从微观上来看看尿酸小分子是如何一步步变成"大块头"的。

有研究证明，中性粒细胞胞外诱捕网（NETs）可能促进了痛风石形成，且在限制痛风急性期炎性反应中发挥了重要作用。NETs 就是中性粒细胞死亡后释放的网状结构，钠尿酸盐结晶可诱导 NETs 聚集，且 NETs 可通过降低炎症因子和趋化因子水平从而达到限制单钠尿酸盐结晶诱导炎性反应的效果。NETs 的形成可能是机体试图抑制单钠尿酸盐结晶诱导的炎性反应的一种机制，也就是人体内负责免疫的中性粒细胞通过"自杀"把自身的 DNA 抛出并形成一张网，然后利用这个网状结构把尿酸盐结晶网住不让它继续游走，从而避免了这种多面体的晶体直接接触组织造成破坏。从短时间看，这是好事，但是随着时间的延长，可能会促使局部痛风石的形成。当然还有其他的免疫细胞，比如单核巨噬细胞等也参与了痛风石的形成。所以，痛风石是以高尿酸血症为基础，并在局部环境、免疫细胞及细胞因子等多种因素作用下形成的。

那么，痛风石到底能不能消除呢？

当然是可以的。有不少患者经过规范持续的治疗，最后痛风石完全消失。那我们怎样才能让痛风石消失呢？简单来说就是坚持规律降尿酸。很多患者的痛风石之所以越来越多，越长越大，大部分是由于无法控制饮食，无法坚持治疗，放任高尿酸导致的。痛风石的形成是一个缓慢的过程，而它的溶解过程则更加漫长。大多数患者需要规范降尿酸治疗半年至一年才能看到明显变化。很多患者刚开始信心满满，但是慢慢地就选择了放弃，或者再去四处求医，选择传说中快速有效的偏方，一来二去，最后钱花了不少，人也受了不少罪，痛风石却越来越大。在门诊看到很多这样的患者，到出现关节畸形、肾脏衰竭才来找医生，那个时候我们也无能为力了。

必须声明，真的没有任何偏方可以一个月就溶解痛风石。唯一的办法就是降尿酸，把尿酸降低到饱和浓度以下（360 μmol/L 以下），坚持 1 年，绝大多数患者的痛风石是可以慢慢消退的。

当然，如果痛风石巨大，或者痛风石破溃出现感染，或者痛风石正好压迫到神经的时候，我们就需要手术了，手术清理效果显著，但是手术不可能把血液中的尿酸完全清理干净，做完手术后，依然需要规律降尿酸治疗。

尿酸与肾脏疾病

对于痛风或高尿酸患者，我们常常要求他们检查肾功能、尿常规和肾脏彩超。他们会疑惑地问："医生，我的肾没问题啊，好得很，为什么要做肾功能和肾脏彩超啊？"其实，肾脏疾病是高尿酸和痛风常见的并发症之一。

一项美国的研究显示，在尿酸水平≥594.9 μmol/L的患者中，肾功能不全≥2期的患者比例为86%，而且还与高血糖、高血压及高血脂等密切相关。高尿酸血症已经成为危害公共健康的另一"高"。

我们体内的尿酸主要通过肾和肠道排泄，其中约70%的尿酸经过肾脏排泄，其余则是由消化道排泄。尿酸通过肾脏的肾小球滤过后，由近端肾小管重吸收、分泌和再吸收，未吸收部分从尿液中排出。大多数成年人的无症状性高尿酸血症和痛风都存在肾脏尿酸排泄减少。

美国的一项研究发现，血尿酸水平高者患慢性肾脏疾病的风险是尿酸正常患者的多倍；而对于急性肾脏病，高尿酸血症的患者发生风险要高于血尿酸水平正常者约4倍。

目前，公认的高尿酸血症相关肾损害包括急性肾衰竭、痛风肾病和泌尿系结石三种。急性尿酸性肾病是由于大量尿酸盐结晶沉积于肾间质及肾小管内，使肾小管腔被尿酸盐充填和堵塞而引起的少尿型的急性肾衰竭，常见于继发性痛风性肾病患者。慢性尿酸性肾病是由于尿酸盐结晶沉积在肾髓质引起，常见于原发性痛风性肾病患者。另外，肾脏结石的形成也和高尿酸血症有关。在美国，尿酸结石占所有肾脏结石的10%；而以色列和澳大利亚可高达40%；在中国，有研究发现高尿酸血症患者泌尿系结石的发生率达18%，且发病率与血尿酸水平成正相关。

那么，是不是尿酸越低，对肾脏就越有益呢？

也有较多研究表明，低血尿酸水平时也会发生肾损伤，也就是说，低尿酸和高尿酸都可能造成肾损伤。

高尿酸血症是肾脏疾病的独立危险因素，对肾脏有着显著的影响，但是我们也不能忽视低尿酸。所以在治疗的过程中需要定期检测血尿酸水平。我经常和患者解释："痛风和高尿酸都是肾脏疾病的危险因素，有必要查一下肾功能有没有问题，以及有没有肾结石。当然，尿酸也不能降得太低，所以要经常复查，定期检测血尿酸。"

当然，一旦出现了痛风并发肾脏疾病，我们该怎么办呢？在后面的"治疗篇"，我将为大家详细讲述。

天天博士小贴士

高尿酸血症和痛风都是肾脏疾病的高危因素，所以，一旦发现高尿酸血症和痛风的时候，需要排除潜在肾脏疾病的可能性。

尿酸与心血管疾病

"何医生，麻烦您来看看我的一个患者，痛风反复急性发作，该怎么处理呢？"我经常接到心内科这样的会诊电话，因为很多心血管疾病的患者常常会合并痛风急性发作。那么，高尿酸和痛风与心血管疾病有何联系呢？

早在 1951 年就已经有人提出血尿酸水平可能是心血管疾病的一个危险因素，在那之后越来越多的研究证实了这一说法。随着我国经济的发展，生活水平的提高，饮食结构的改变，营养越来越好了，吃出来的病却越来越多了。高尿酸血症和心血管疾病都与饮食有一定关系，且它们之间也关系密切，高尿酸血症甚至已经成为某些心血管疾病发生或者死亡的独立高危因素。

高尿酸与高血压 》》

有研究发现，有 25% ～ 50% 的痛风患者同时患有高血压，22% ～ 38% 没治疗过的高血压患者合并有高尿酸血症；如果用了利尿剂治疗的高血压患者，出现高尿酸的比例可以升高到 68%。高尿酸血症可能还是青年患高血压的危险因素。

那么，为什么高尿酸血症与高血压有关系呢？尿酸与血压之间的相互关系可能和这些因素有关：①血尿酸水平增高会影响血管内皮细胞，抑制血管内皮细胞释放一氧化氮，使血管收缩，血压升高，而长期的高血压会导致肾血流量下降和尿酸排泄量减少，致使血中的尿酸水平升高，循环往复。②高血压还会导致微血管受损，这些小血管是负责邻近组织的营养，受损后，肾组织缺氧，乳酸生成增多，将会竞争性抑制尿酸的排泄。

总的说来，高尿酸和高血压可谓"难兄难弟"，互相影响，高尿酸血症既可作为高血压的危险因素，也可作为高血压本身的并发疾病。血尿酸水平升高导致血压升高风险增加；血压增高反过来也会导致高尿酸血症风险增高。

高尿酸与动脉粥样硬化 ➤➤➤

有人将高尿酸血症视为冠状动脉粥样硬化性心脏病（简称为"冠心病"）的危险因素之一，甚至有人称之为痛风性心脏病。但高尿酸血症是否可以作为冠心病的危险因素目前还无法下定论。有人认为血尿酸水平随冠心病患者病情严重程度而增加，但不是冠心病的独立危险因素。

总之，高尿酸会导致冠心病的风险增加，但是增加多少目前还没有确切的研究结论。

高尿酸与心房颤动 ➤➤➤

心房颤动是一种最常见的心律失常，发病率和死亡率均较高，且更好发于老年人。美国的一项大样本研究发现，血尿酸水平升高（> 420 μmol/L）人群发生心房颤动的风险显著高于血尿酸水平正常者（< 300 μmol/L），说明血尿酸水平是心房颤动发生的重要危险因素之一。

高尿酸与心力衰竭 ➤➤➤

心力衰竭就是心脏的收缩功能和（或）舒张功能发生障碍，不能将静脉回流到心脏的血液再充分泵出去，导致静脉系统血液淤积，动脉系统血液灌注不足，从而引起心脏循环障碍的一系列问题。那么，心力衰竭和尿酸有什么关系呢？

有研究发现，尿酸是慢性心力衰竭患者的独立预测因素；血清尿酸水平每增加 60 μmol/L，心力衰竭发生的概率增加 19%，血清尿酸的升高和心力衰竭发生的风险密切相关。当然，这个结论还需要大量的流行病学证据来进一步证明。

高尿酸为什么可诱发心血管疾病 ➤➤➤

尿酸与很多心血管疾病都有关系，那么，为什么有关系呢？

其一，氧化应激。氧化应激是导致动脉粥样硬化发生的重要原因，而血液中的尿酸对人体既有抗氧化又有促进氧化作用。抗氧化作用指的是抗氧化物可以清除过氧化物、羟基与氧自由基，使血管内皮处于正常的氧化还原状态，对心血管是有一定的保护作用的。但尿酸水平较高时，这种平衡被打破，使得尿酸起到了促进氧化作用，促使血管内皮氧化还原状态改变，最终导致心血管疾病。

其二，促进血管炎症。人类血管平滑肌细胞和内皮细胞中有某些尿酸的运输蛋白，尿酸通过这些蛋白进入细胞，然后又经过一系列的氧化还原反应激活了身体内的一种跟炎症相关的酶，而这些酶又可以经过一系列反应促进血管炎症，这可能也是高尿酸血症导致心血管疾病的另一原因。

其三，促进血管平滑肌细胞增生。尿酸能促进主动脉血管平滑肌细胞增生。我们血管收缩和舒张都离不开血管平滑肌的作用。当平滑肌细胞增多，它收缩时候会格外费力，无法达到以前的收缩效果，会影响血流动力，这是发生心血管疾病的又一个影响因素。

天天博士小贴士

高尿酸血症与高血压、冠心病、心力衰竭、心房颤动等心血管疾病都有关系，很多时候还是相互影响、相互促进。所以，在疾病治疗时需要兼顾高尿酸血症和心血管疾病。

尿酸与糖尿病

在门诊遇到痛风或者高尿酸血症的患者，我问病史的时候都会详细地询问血压、血糖的情况。很多患者说"不清楚"或者"没关注"，或者直接说"我没事""好得很"。但是，对于中老年患者这样的回答，我持怀疑态度，因为有太多的患者已经是糖尿病只是自己不知道而已。前几天，我同事说："最近2周收治9位痛风患者，35岁以上7人，其中3人同时合并了糖尿病。"所以，我们必须来聊一聊高尿酸和糖尿病的关系。

糖尿病有什么危害？长期的高血糖会引起大血管、微血管受损并危及心、脑、肾、周围神经、眼睛、足等组织器官。据世界卫生组织统计，糖尿病并发症高达百余种。

有研究发现，2%～50%的糖尿病患者合并有高尿酸血症，合并有痛风性关节炎的有0.1%～9%，而痛风患者合并有糖耐量异常（可以理解为糖尿病前期）的比例可高达7%～74%。因此，高尿酸血症与胰岛素抵抗及糖尿病有着密切关系。

高尿酸血症和高血糖之间有很多共同之处，如年龄、肥胖、胰岛素抵抗等都是两者的危险因素。高尿酸血症是2型糖尿病的危险因素，且有相当一部分2型糖尿病患者易合并高尿酸血症。

那么，为什么高尿酸和糖尿病有关联呢？

胰岛B细胞是我们身体里唯一一种可以产生胰岛素的腺体细胞，在糖代谢的调节中发挥无可替代的作用。但是过量的尿酸形成尿酸结晶沉积会干扰胰岛B细胞功能，使其无法正常分泌胰岛素，进而引发糖代谢紊乱，促进糖尿病的发生。

胰岛素发挥作用需要我们身体内皮细胞的帮助，而内皮细胞对葡萄糖的摄取及利用需要一氧化氮的参与。血中的尿酸能够阻碍一氧化氮的生物学作用，从而导致胰岛素抵抗，致使细胞摄取葡萄糖障碍，糖没有办法转移到细胞里面，那血中的糖自然就升高了。

尿酸还可以增加胰岛素抵抗，这样我们身体里面的胰岛素就没有办法正常发挥调节血糖的作用了。

尿酸还可以引起脂肪细胞对胰岛素产生抵抗，使胰岛素无法正常发挥作用，导致血糖升高。

高尿酸会通过氧化应激抑制胰岛 B 细胞增殖或增加其凋亡，能够产生胰岛素的胰岛 B 细胞少了，胰岛素生成减少，血糖便升高了。

也就是说，高尿酸可通过各种因素影响胰岛 B 细胞，最终导致高血糖。那么，高血糖的时候，为什么又容易发生高尿酸呢？

2 型糖尿病患者常因胰岛素抵抗使胰岛素利用度减少，容易引起高胰岛素血症，进而影响尿酸的排泄，导致血尿酸水平升高。

在胰岛素抵抗的情况下，正常的糖酵解途径受阻，使得这个过程的中间产物向嘌呤合成途径转移，间接导致嘌呤增加，其代谢物尿酸生成也就增多了。

糖尿病患者长期的高血糖水平会引起细胞膜脂质过氧化增强，尿酸是一种重要的抗氧化物，为对抗这种反应，血尿酸可代偿性地增加来保护机体因氧化应激所致的血管损伤。

糖尿病引起肾脏功能损害，导致尿酸排泄减少，导致血尿酸水平升高。

因此，尿酸和糖尿病关系密切，如果有高尿酸血症，有可能在你不知不觉中已经出现了血糖异常了。当然如果有了糖尿病，也需要警惕是不是有高尿酸血症。总之，定期复查，规范就诊非常重要。

尿酸与高脂血症

前面我们已经讲了高尿酸和高血压、高血糖的关系了，那么高尿酸与高血脂有没有关联呢？

我们已经知道尿酸是嘌呤代谢的产物，尿酸在人体血液中的浓度取决于尿酸生成和经肾排出之间的平衡关系，生成增加和排泄减少都会使尿酸积累而出现血尿酸增高。研究发现，约有 2/3 的高尿酸血症伴发高脂血症，60%～80% 的高甘油三酯患者伴发高尿酸血症，说明高脂血症和高尿酸水平有密切关系，反过来，高脂血症也是导致高尿酸血症的危险因素。

高尿酸血症与血脂代谢相关的机制可能有下列原因：

（1）遗传代谢缺陷所致，即嘌呤代谢紊乱的同时伴有脂质代谢发生障碍。

（2）胰岛素抵抗和高胰岛素血症引起的血尿酸、血糖、甘油三酯和胆固醇水平同时升高，也就是代谢综合征。

（3）由于尿酸、血脂合成主要在肝脏进行，这个过程可以使脂肪酸合成需要的葡萄糖 - 6 - 磷酸酶的活性增加，使血脂升高。另外，尿酸升高可导致脂蛋白酯酶活性降低，甘油三酯分解减少，使其血中浓度升高。

（4）脂肪可以产生脂联素，刺激血管内皮细胞产生一氧化氮，而肥胖者脂联素产生受抑，导致供血局部组织对葡萄糖利用度下降，引起局部胰岛素抵抗，同时又会导致尿酸前体生成增多，生成尿酸增多又再次抑制一氧化氮的产生。这是一个恶性循环，掉进了这个循环，最终可能的结果就是"四高"齐全了。

（5）脂代谢紊乱可导致血管狭窄甚至闭塞，影响肾小球滤过率，肾脏清除尿酸减少，血中尿酸水平升高。

因此，尿酸与脂质代谢互为危险因素，尿酸水平增高会导致甘油三酯代谢相关的酶活性降低，从而导致血脂异常；反过来，血脂代谢异常也会加快尿酸生成。

天天博士小贴士

高尿酸和高脂血症是对难兄难弟，治疗时需要密切关注。

高尿酸和代谢综合征

过去，人们一直认为高尿酸血症对人体的影响主要体现在尿酸盐结晶沉积在关节及肾脏而引起相应的病变。但越来越多的研究表明，高尿酸血症与代谢综合征如肥胖、高血压、血脂异常、高血糖症、冠心病及胰岛素抵抗等密切相关，并且已成为代谢综合征的一部分。代谢综合征是指人体的蛋白质、脂肪、碳水化合物等物质发生代谢紊乱的病理状态，它是多种代谢成分异常聚集的病理状态，包括肥胖、高血糖、高血压、血脂异常、血液高黏状态、高尿酸血症、脂肪肝和高胰岛素血症，这些代谢紊乱恰恰也是心、脑血管病变以及糖尿病的病理基础，导致心脑血管疾病甚至肿瘤的发生。

高尿酸血症目前是代谢综合征多数标准之一，近70%代谢综合征患者同时合并高尿酸血症。临床中或实验研究中常可发现高尿酸血症合并血脂异常，尤其是高甘油三酯血症。对高尿酸血症和糖代谢异常相关性的调查发现，在血糖升高的人群中，BMI、甘油三酯、餐后2小时血糖均和尿酸水平相关，说明尿酸和糖尿病的发生发展关系密切。50多年前，也有研究提出，血尿酸是动脉粥样硬化的危险因素，随着大量临床及流行病学深入研究发现，尿酸是冠心病发病的危险因素。在高尿酸血症人群中，高血压病的发病率明显高于血尿酸值正常的人群。由于高尿酸血症还多合并血脂代谢异常，它们合并存在必然更加重了动脉粥样硬化的发生和发展。

以上列举了高尿酸血症与代谢综合征中动脉粥样硬化、肥胖、糖代谢及脂代谢异常之间密不可分的关系。高尿酸在一定程度上可以加重胰岛素抵抗、肥胖、脂质代谢紊乱等代谢综合征，加速心血管疾病的发生。高尿酸血症与血糖及血脂代谢相关密切，是动脉粥样硬化、冠心病和高血压发病的危险因素，也是冠心病患者死亡的独立预警因子，在糖尿病及其并发症的发生和发展中起重要作用。

因此，在心血管疾病防治过程中，除关注传统危险因素外，也不可忽视高尿酸血症的治疗。这也是高尿酸血症或痛风患者需要检查血压、血糖、血脂、肾功能等指标的意义。

对于代谢综合征的患者来说，改变饮食结构、限制饮酒、少吃高脂肪和高嘌呤食物、适当加强运动是很有必要的。

天天博士小贴士

高尿酸、高血压、高血脂和高血糖，这"四高"之间关系密切，出现任一"高"时，都需要警惕其他三个"高"。

尿酸与脑血管疾病

高尿酸血症的另一常见合并症就是脑血管疾病，一旦发作，就是大事件了。

血尿酸水平与胰岛素抵抗、脑血管病的发生率和病死率相关，高尿酸血症与动脉粥样硬化性血管病、肥胖、高血压、高甘油三酯血症、高总胆固醇血症和对胰岛素敏感性低的高胰岛素血症综合征都有关，同时，高尿酸血症还是急性脑血管病的独立危险因素。

伴有高尿酸血症的高血压病患者急性脑血管事件的发生率明显高于单纯高血压患者，高尿酸血症还可使高血压患者、心脑血管病患者病死率增高，也是2型糖尿病患者致死性和非致死性脑血管意外的独立危险因素。

目前认为，尿酸水平升高导致脑血管疾病的机制有以下几种可能：

（1）高尿酸水平促进了低密度脂蛋白胆固醇的氧化和脂质的过氧化及动脉粥样硬化的形成。我们的身体里有一种调节血脂的蛋白——载脂蛋白（Apo），它是反映动脉粥样硬化的良好指标。高尿酸血症会导致血脂和Apo代谢异常，致使血管内皮向粥样硬化的方向发展。

（2）高尿酸水平可以激活氧自由基并参与一系列炎症反应，而这一过程在动脉粥样硬化形成过程中起关键性作用。

（3）尿酸盐结晶可引起炎症反应，从而通过炎症反应激活血小板和凝血过程，血小板吸附、聚集、炎症反应，并且尿酸盐结晶尚可直接沉积于动脉壁，损伤内皮细胞而损伤动脉，通过嘌呤代谢和脂质代谢的相互关系促进动脉粥样硬化；纤溶系统的失衡与血浆纤溶酶原激活物含量的下降和纤溶酶原激活物抑制剂含量增高有关，易造成动脉粥样硬化，与脑血管病的形成密切相关。

（4）高尿酸血症可能会通过嘌呤代谢促进血栓形成。

　　因此，高尿酸血症不仅可能是痛风发作之前的漫长阶段，也可能是高血压、冠心病、糖尿病、高脂血症以及其他心脑血管疾病的危险因素，因此必须重视高尿酸血症的防治，将血尿酸测定作为常规检查，改善饮食习惯，调节血脂、血压，适当锻炼，防止肥胖和超重都可有效减少高尿酸血症的发生，降低心脑血管病的发生率与死亡率。

天天博士小贴士

　　高尿酸血症导致脑血管疾病风险显著增加，但是太低的尿酸也会导致脑血管疾病风险增加；所以，尿酸不是越低越好，适中最好！

尿酸与肥胖

在我接诊的痛风患者中，有一位患者让我印象特别深刻：他是一位100多公斤的男性患者，反复痛风发作，尿酸长期在 600 μmol/L 以上，使用多种降尿酸药物但效果均不佳。除了要求他遵医嘱长期规律降尿酸外，我对他说过最多的两个字就是——减肥。为什么要对痛风或者高尿酸血症患者反复强调减肥呢？尿酸和肥胖之间有着什么样的关系？

高尿酸血症是指正常嘌呤饮食状态下，非同日两次空腹血尿酸水平男性高于 420 μmol/L、女性高于 380 μmol/L。高尿酸血症中只有约 10% 的人会发生痛风，因此高尿酸血症比痛风更为常见。我国高尿酸血症的患病率为 8.4% 左右，男性为 9.2%～10.6%，女性为 6.5%～7.5%。

关于肥胖，根据中国肥胖诊断标准，身体质量指数 BMI〔BMI = 体重（kg）÷身高²（m）〕大于等于 28 kg/m² 即可诊断为肥胖，BMI 大于等于 24 kg/m² 则为超重。我国超重和肥胖人数正在逐年上升，目前已超过总人数的 23%。见表 1。

表 1   WHO 以及中国成人（≥18 岁）BMI 判定标准

等级	WHO	等级	中国
营养不良	BMI < 18.5	重度蛋白质 – 能量营养不良	BMI < 16.0
正常	18.5≤BMI≤24.9	中度蛋白质 – 能量营养不良	16.0≤BMI≤16.9
肥胖前状态	25.0≤BMI≤29.9	轻度蛋白质 – 能量营养不良	17.0≤BMI≤18.4
一级肥胖	30.0≤BMI≤34.9	正常	18.5≤BMI≤23.9
二级肥胖	35.0≤BMI≤39.9	超重	BMI≥24.0
三级肥胖	BMI≥40.0	肥胖	BMI≥28.0

18 岁以下青少年 BMI 的参考值：

11～13 岁：BMI < 15.0 时存在蛋白质 – 能量营养不良，< 13.0 为重度营养不良；

14～17 岁：BMI < 16.5 时存在蛋白质 – 能量营养不良，< 14.5 为重度营养不良。

资料来源：焦广宇，蒋卓勤. 临床营养学. 3 版. 北京：人民卫生出版社，2010。

　　高尿酸血症和肥胖是相互关联的，50%～70%的痛风及高尿酸血症的患者存在超重或肥胖的情况。高尿酸血症与血脂紊乱也存在一定的相关性，75%～80%的痛风患者合并高甘油三酯血症。流行病学资料调查证实，不同种族和文化的人群中肥胖体型是高尿酸血症最重要的预测指标之一。国外许多研究也表明，肥胖是高尿酸血症重要的独立危险因素，体重与血尿酸水平呈正相关，BMI越高，肥胖患者的血尿酸水平越高，且高尿酸血症的发病率也越高。

　　肥胖可以分为腹型肥胖和皮下肥胖，腹型肥胖就是我们常说的"啤酒肚"，研究发现，腹型肥胖与高尿酸的相关性更强。

　　那么，为什么高尿酸与肥胖相关呢？

　　肥胖者的饮食中往往含有大量高热量、高嘌呤的食物，嘌呤代谢后生成尿酸，而尿酸的合成也需要能量，因此摄入以上食物后尿酸会有所增加。

　　肥胖者的皮下或内脏有过多的脂肪沉积，当机体处于劳累或饥饿的状态时，就会动员身体的脂肪产生能量；脂肪分解产生的酸性物质如酮体等会通过肾脏排泄，由于其和尿酸都属于酸性物质，属于竞争的关系，所以尿酸的排泄有所减少。

　　一些肥胖的患者可伴有内脏性肥胖，如肾脏肥胖会压迫肾血管，且肥胖患者常常合并有高脂血症，长期作用于肾小球血管会导致肾小球动脉硬化，肾血流量减少，尿酸的排泄自然会减少。

　　肥胖患者脂肪细胞肥大和数量增多，分泌激素水平发生变化，导致胰岛素抵抗的发生。

　　脂肪不仅仅可以储能，还可以分泌一些对机体生长发育、代谢具有调节作用的多肽物质，称为脂肪因子，包括内脂素、肾素、脂联素等，肥胖患者血液中大多数脂肪因子的水平会升高，通过对胰岛素的影响促进胰岛素抵抗，从而增加血尿酸的水平，或是加速炎症反应导致炎性细胞和血管细胞大量凋亡和坏死，从而释放大量的嘌呤，最终导致尿酸升高。

　　因此，高尿酸血症、痛风患者除了关注血尿酸水平外，也要重视控制体重、合理饮食、适当运动，在一定程度上可减少高尿酸血症及痛风的发病风险。这也就是我们反复告诫痛风合并肥胖患者要减肥的原因。

痛风需要做哪些检查

在临床上，常常会有患者跟我说："何医生，您看我这个关节痛得要命，我在网上查了，痛风就是这样子的，我这肯定是痛风了，不用再做其他检查了。"

是不是单纯靠痛风急慢性期的临床表现就能明确痛风的诊断了呢？答案当然是否定的。因为痛风与一些疾病如骨关节炎、类风湿关节炎等在部分临床表现方面十分相似，有时难以鉴别，需要实验室和影像学检查来帮助进一步明确诊断。

实验室检查 ▶▶

痛风是一种代谢性疾病，与嘌呤代谢紊乱和（或）尿酸排泄减少所致的高尿酸血症直接相关，因此，痛风患者首先要检查的是尿酸。高尿酸血症的定义是，正常嘌呤饮食状态下，非同日两次空腹血尿酸水平男性高于 $420\ \mu mol/L$，女性高于 $380\ \mu mol/L$。一些痛风患者急性发作时的尿酸是正常的，甚至比之前还降低了，为什么会这样呢？可能的原因主要有：第一，在痛风急性发作时，体内炎症因子的水平显著升高，如白细胞介素6，它的升高和血清尿酸水平的降低是显著相关的。第二，痛风急性期时，血清中本来高浓度的尿酸因为超过了其饱和度，析出沉积到关节、肾脏等处，从而降低了尿酸水平。第三，痛风急性发作时，患者食欲减退或者特意控制饮食，减少嘌呤的摄入，从而减少尿酸的合成。第四，一些患者在急性痛风发作前或发作后服用了降尿酸的药物，导致尿酸降低。因此，要想测准尿酸的水平，需要在痛风间歇期或慢性期未服用降尿酸药物的时候检查。

痛风除了检查尿酸外，在急性发作时，由于全身炎症反应明显，可检测出白细胞增多、红细胞沉降率增快及C反应蛋白升高。另外，痛风常常合并一些其他疾病，如合并肾功能损害时，肌酐、尿素会偏高，肾小球滤过率下降，严重者甚至可出现肾功能衰竭；如合并高脂血症、高血压、糖尿病、肥胖、心脑血管疾病时，也会出现相应检查指标的异常，如总胆固醇、甘油三酯偏高，空腹及餐后血糖偏高等。

所以，对于初次痛风发作的患者，需要做以下检查：

（1）尿常规。主要是评价尿的 pH 值，看看尿液是偏碱性还是偏酸性；医生可以根据 pH 值，调整碱化尿液的药物用量；还需要判断尿的白细胞、尿蛋白情况，明确是不是有尿酸升高导致肾脏疾病的可能性。

（2）生化指标。包括肝肾功能、血脂、血糖等，这主要是通过肾功能检查，明确肌酐、尿素氮、肾小球滤过率有无变化；检查转氨酶、转肽酶、胆红素等以明确肝脏和胆囊的功能有无问题；检查血脂（主要是甘油三酯和胆固醇）和血糖以明确有无合并高血脂和高血糖。

（3）其他检验。包括血常规、血沉、C 反应蛋白等指标，明确有无炎症反应。

而痛风诊断的"金标准"是关节穿刺液的检查——在偏振光显微镜下找到负性双折光的细针状尿酸盐结晶（图2）。但由于关节穿刺是有创操作，患者的配合程度低，且小关节的关节穿刺难度较高，需要专业人员进行操作，另外它检出的阳性率不高，加上有出血、感染等并发症的风险，因此这种操作在临床应用中有较大的局限性，通常不作为首选检查。但是对于一些难以诊断的患者，关节穿刺检查尿酸结晶就是一个非常有效可靠的方法了。

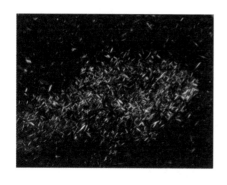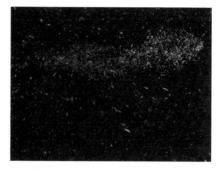

图2　偏振光显微镜下患者关节液中的尿酸结晶

影像学检查 》》

X线技术可以较好地显示骨质的情况，且经济成本较低，普遍为患者接受，因此X线检查已经成为痛风诊断中传统的常用的一种成像方法。在痛风患者中，X线检查可以发现偏侧性的软组织肿胀影，可见观察到穿凿状、虫噬样的骨质缺损、关节间隙变窄、囊状的骨密度减低区以及骨皮质上存在的骨膜反应，呈小花边状、波浪状、硬化等，到了病变的后期，可以观察到范围扩大的骨质缺损，软组织内钙化影不规则，并可看到不同程度的脱位和关节畸形，以及钙化的痛风石。

但X线检查痛风早期变化的检出率和敏感性较低，当出现阳性结果时，病情多已进展至中晚期，如果在疾病早期应用X线检查容易发生漏诊或误诊的情况。

与X线相比，CT对痛风石、骨质破坏的检出率更高，尤其对细微的骨质破坏、微小的痛风结节、微小的痛风石钙化显示较好，可清晰显示痛风结节数量、骨质破坏的程度、范围、软组织的病变以及关节腔积液，而且能够清晰鉴别非尿酸结晶沉积与尿酸结晶沉积。

随着CT技术的发展，双能CT（DSCT）在痛风诊断的应用中也取得了骄人的成绩。它是目前唯一可以非侵入性直接显示组织内尿酸盐结晶沉积的先进影像学检查方法，对尿酸盐结晶检测具有较高的敏感性及特异性，同时假阴性和假阳性率较低，可以通过多方位、多角度成像以及三维重建技术，充分显示尿酸盐结晶的大小、数量、位置和分布范围，更加全面、准确地评估患者的病情，同时也为临床上一些表现隐匿、难以诊断或者处于疾病早期的病例提供有力的证据支持。

在2015年美国风湿病学会和欧洲风湿病联盟推出的最新的痛风分类标准中，已经将DSCT的表现纳入到诊断标准了。中华医学会风湿病学分会发布的《2016年中国痛风诊疗指南》中也推荐对血尿酸正常的痛风疑似患者，在医院有相关设备和条件的情况下，可使用DSCT进行辅助诊断。可见，DSCT在痛风的诊断，尤其在疾病早期及不典型、疑难病例的鉴别诊断中发挥着重要的作用，值得临床推广应用。

但是 CT 检查也存在一定的不足。首先 CT 的检查时间长、检查费用较高，且辐射量比 X 片大，其次，CT 不能很好地显示关节腔内病变的情况，而且对于滑膜病变、肌腱、韧带及其他软组织的显影与 MRI、超声相比较差。

核磁共振（MRI）是唯一一种可以同时直观显示关节骨、软骨及软组织的检查。由于痛风的尿酸盐结晶沉积在骨质、韧带、软组织等位置，导致骨质的破坏、滑膜的增厚、肌腱及韧带的损伤，并伴有关节积液、痛风石的形成，MRI 凭借其具有良好的软组织对比能力，可以清楚地显示关节的滑膜炎、韧带及肌腱的损伤以及周围软组织的肿胀情况，也可以比 X 线、CT 更早、更灵敏地发现早期的骨质破坏以及骨髓水肿、关节腔积液、痛风石的数量和分布情况，对于痛风的诊断具有强大的辅助作用，而且其利用磁场成像，没有辐射。

MRI 的缺点主要在于费用高、等候时间以及检查时间相对较长，这点对于痛风急性发作需要尽快诊断治疗的患者来说，其应用性有所影响。

最后给大家介绍痛风影像学检查中的佼佼者——超声。近年来，超声检查广泛用于肌骨系统，并能清楚地显示关节及其旁边软组织的情况，如关节滑囊、韧带、软骨、肌腱及肌肉等，随着高频及超高频超声的出现，其对软组织的分辨率不断提升，而且多普勒超声还可以观察到血流的信号，反映局部的炎症情况。痛风的患者出现肾结石的风险很高，而判断肾结石，最好的方法就是彩超。

对于痛风的诊断，超声有其独特的优势：超声可以灵敏地检测出尿酸盐沉积的情况。痛风早期可能有滑膜的增厚以及滑膜表面生成丰富的血管，超声可以动态检测局部的血流量，反映疾病的活动情况。超声可发现液性暗区，非常清晰地看到关节腔的积液情况。超声能发现 X 线不能发现的细小骨质侵蚀，对于疾病早期的诊断有重要的意义。对于痛风石，超声也能灵敏地识别，还能发现软组织的增厚以及韧带的损伤。

但超声不能穿透骨骼，因此不能清晰地显示骨骼和骨内结构，只能检测一部分关节软骨、滑膜组织和关节内韧带，因为超声波所能探测的深度有限，超声检查还容易受检查者经验和技术水平的影响，因此痛风的检出率以及结果的准确性也存在一定的差异。

痛风的诊断标准

痛风是由于尿酸盐结晶沉积于关节导致关节局部的肿胀、疼痛或压痛，所以诊断的"金标准"是通过关节穿刺取关节液，然后用偏振光显微镜在其中找到尿酸盐结晶。但是关节穿刺是有创操作，而且在小关节处操作的技术难度较高，比如说最常发病的第一跖趾关节，关节间隙窄，很难抽出关节液。即使费了九牛二虎之力把关节液取到了，那一小部分还不一定有尿酸盐结晶，检出的阳性率不高；另一方面，很多医院的检验科也没有配备偏振光显微镜。因此，这个"金标准"临床应用的局限性很大。所以，临床上大多数情况下，仍需要借助痛风的其他诊断标准来做出诊断。

从 20 世纪 60 年代开始，世界上已经有许多国家先后提出了关于痛风的诊断与分类标准：从最早的 1963 年罗马标准、1968 年的纽约标准，到 1977 年美国风湿病学会（ACR）发布的急性痛风性关节炎分类标准、1985 年 HOLMES 诊断标准，到 2006 年欧洲抗风湿病联盟（EULAR）关于痛风的诊断建议、2010 年荷兰标准和墨西哥标准、2011 年修订的 EULAR 痛风诊断建议，再到 2015 年 ACR 和 EULAR 共同推出的最新的痛风分类标准。但在实际的临床工作中，最常用到的是其中的两种——1977 年急性痛风性关节炎分类标准和 2015 年痛风分类标准。

ACR 于 1977 年发布的急性痛风性关节炎分类标准是目前应用最广泛的痛风诊断标准。该标准分为 3 条，只要满足其中 1 条即可诊断为痛风：

（1）关节液中有特异性尿酸盐结晶。

（2）用化学方法或偏振光显微镜证实痛风石中含尿酸盐结晶。

（3）具备以下 12 项（临床、实验室、X 线表现）中的 6 项：①急性关节炎发作超过 1 次。②炎症反应在 1 日内达高峰。③单关节炎发作。④可见关节发红。⑤第 1 跖趾关节疼痛或肿胀。⑥单侧第 1 跖趾关节受累。⑦单侧跗骨关节受累。⑧可疑痛风石。⑨高尿酸血症。⑩不对称关节内肿胀（X线证实）。⑪无骨侵蚀的骨皮质下囊肿（X线证实）。⑫关节炎发作时关节液微生物培养阴性。

在这3条标准中，其中前2条相当于金标准，其实施难度如前所述，因此，临床上往往采取12选6的方法来做出诊断。虽然其敏感性达到87.6%，但其特异性较低，容易造成误诊，临床上主要误诊为假性痛风、风湿性关节炎和化脓性关节炎。另一方面，该标准主要适用于急性痛风性关节炎，而对于慢性痛风性关节炎、临床表现不典型或血尿酸正常的疑似痛风患者的分类诊断，还有所欠缺。

因此，为了解决这些问题，ACR和EULAR在2015年发布了全新的痛风分类标准（表2）。标准使用时简单来说就是"3步走，8分制"。

表2　2015年美国风湿学会/欧洲抗风湿联盟痛风分类标准*

	评分
适用标准（符合准入标准方可应用本标准）：存在至少1次外周关节或滑囊的肿胀、疼痛或压痛	
确定标准（金标准，无需进行分类诊断）：偏振光显微镜镜检证实在（曾）有症状关节或滑囊或痛风石中存在尿酸钠晶体	
分类标准（符合准入标准但不符合确定标准）：累计≥8分方可诊断痛风	
（1）临床特点：	
受累关节分布：曾有急性症状发作的关节/滑囊部位*（单或寡关节炎）	
踝关节或足部（非第一跖关节）关节受累	1
第一跖趾关节受累	2
受累关节急性发作时症状：①皮肤发红（患者主诉或医生查体）；②无法忍受的触痛或压痛；③活动障碍，严重影响行走	
符合上述1个特点	1
符合上述2个特点	2
符合上述3个特点	3
典型的急性发作：①疼痛达峰<24 h；②症状缓解≤14 d；③发作间期完全缓解；符合上述≥2项（无论是否抗炎治疗）	
首次发作	1
反复发作（≥2次）	2

续上表

痛风石证据：皮下灰白色结节，表面皮肤薄，血供丰富；典型部位：关节、耳廓、鹰嘴滑囊、手指、肌腱（如跟腱）	
没有痛风石	0
存在痛风石	4

（2）实验室检查：

血尿酸水平：非降尿酸治疗中、距离发作 >4 周时（发作间期）检测，可重复检测；以最高值为准

<4 mg/dL（<240 μmol/L）	−4
4 ～ <6 mg/dL（240 ～ <360 μmol/L）	−0
6 ～ 8 mg/dL（360 ～ <480 μmol/L）	2
8 ～ 10 mg/dL（480 ～ <600 μmol/L）	3
≥10 mg/dL（≥600 μmol/L）	4

关节液分析：由有经验的医生对有症状关节或滑囊进行穿刺及偏振光显微镜检

未做检查	0
尿酸钠晶体阴性	−2

（3）影像学特征：

（曾）有症状的关节或滑囊处尿酸钠晶体的影像学证据：关节超声"双轨征"**，或双能 CT 的尿酸钠晶体沉积***

无（两种方式）或未做检查	0
存在（任一方式）	4

痛风相关关节破坏的影像学证据：手/足 X 线存在至少 1 处骨侵蚀（皮质破坏，边缘硬化或边缘突出）****

无或未做检查	0
存在	4

*急性症状发作：外周关节或滑囊发作肿胀、疼痛和（或）触痛。

**双轨征透明软骨表面的不规则强回声，且与超声探头角度无关，如在改变超声探头角度后"双轨征"消失则为假阳性。

***双能 CT 尿酸钠晶体沉积：能过 80 kv 和 140 kv 两个能量进行扫描，采用特定软件进行物质分解算法，将关节及关节周围 MSU 晶体标上绿色伪色，需鉴别甲床、亚毫米、皮肤，运动、射线硬化和备管伪影与尿酸钠沉积的区别。

****骨侵蚀需除外远端趾间关节和"鸥翼征"。

可能新标准相对于 1977 年的标准来说显得有些复杂，但别急，我先教一下大家怎么看懂这幅图。

第一步，必须满足纳入标准才能使用该标准，也就是说 2015 年的新标准仅适用于存在至少 1 次外周关节或滑囊的肿胀、疼痛或压痛的患者。

第二步，看是否满足"金标准"，即通过偏振光显微镜发现尿酸钠晶体。如果满足的话，即可诊断为痛风，如不满足，则继续走第三步。在日常诊疗中大部分情况都是要走第三步才能做出诊断。

第三步，分为临床特点、实验室检查、影像学特征 3 个方面，共 8 个条目，每个条目分值分布在 −4 ~ 4 分，总分 23 分，只要得分大于或等于 8 分，便可诊断痛风。

相比 1977 年 ACR 制定的痛风分类标准，新标准的内容更加科学、系统和全面。在《2016 年中国痛风诊疗指南》的推荐意见中，第一条就建议使用 2015 年的痛风分类标准。新标准的优势主要是：①敏感性和特异性均较高。②考虑了新的痛风影像学特征在诊断中的权重。相比 X 线检查，关节超声和双能 CT 的纳入使新标准更加科学和全面。③新标准首次划分了不同等级的尿酸在痛风诊断中的不同分值，体现了血尿酸在诊断中的重要性，并且考虑了临床中常见的痛风发作时尿酸不高的情况。该标准的适用人群更广，可同时适用于急性和慢性痛风性关节炎的患者。

但是，新标准的纳入标准必须为有或曾经有过单关节疼痛症状的患者，也就是说无症状的高尿酸血症患者和尿酸盐晶体沉积但无临床症状的患者是被排除在外的。对于这些患者，则需要根据个体化评估后选择其余的适合的诊断标准。

痛风和骨关节炎的鉴别

　　什么是关节炎？意如其名，就是发生在关节及其周围组织的炎症性疾病，包括痛风性关节炎、骨关节炎、类风湿关节炎、化脓性关节炎、银屑性关节炎等，它们都有各自的特点，治疗方案也不同，因此准确诊断各种关节炎至关重要。而说起痛风，相信大家脑里蹦出的第一印象都是"关节痛"三个字。但并不是所有的"关节痛"都是痛风哦。在风湿免疫科疾病里，能够引起关节痛的病实在太多了，如骨关节炎、类风湿关节炎、反应性关节炎等。下面我就带大家来鉴别一下痛风和骨关节炎吧。

什么是骨关节炎 》

　　骨关节炎是最常见的慢性关节疾病，它是一类退行性疾病，主要由于年龄、肥胖、劳损、创伤、遗传等因素导致关节软骨的病变，通常会引起关节疼痛、僵硬、肿胀、活动受限甚至关节畸形，最终可导致慢性残疾。其经典的病理特点是：关节软骨局灶病变、软骨下骨肥厚反应（硬化）和关节边缘新骨形成（骨赘）。此外，还常常伴有肌肉萎缩无力、韧带松弛或挛缩、对线不良、轻度滑膜炎和半月板变性。简单来说，就像发动机一样，关节使用多了，劳损了，又不注意保养，慢慢就不好用了，出问题了。

　　根据受累关节发病前是否存在原发关节疾病，骨关节炎可以分为原发性和继发性骨关节炎。原发性骨关节炎无明确的全身或局部致病因素，与遗传和体质因素有一定的关系，其临床症状明显，多发生于中老年人群。而继发性骨关节炎常继发于一些代谢性疾病、创伤性疾病、炎症性疾病和解剖学的异常，其临床症状不明显，仅有骨关节炎 X 线的表现，可发生于中青年。

流行病学特点 ▶▶

骨关节炎是一类退行性病变，好发于中老年人，其患病率随着年龄的增加而不断升高，因此，随着我国乃至全球老龄化的问题越来越突出，骨关节炎正逐渐成为社会主要的医疗和经济负担。据统计，65岁以上的老年人有50%患有骨关节炎，75岁以上患病率则高达80%。性别与膝关节、髋关节、手部骨关节炎的发病相关，女性的发病率高于男性。

而关于痛风，研究表明我国痛风患者的平均年龄为48.28岁，男女比例约为15∶1。

总结来说，痛风多见于青中老年男性和老年女性，男性多见；而骨关节炎多见于老年人，女性多见。

发病机制 ▶▶

骨关节炎最主要且最特征性的病理改变在于关节软骨，这也是骨关节炎发病机制中最核心的环节。什么是关节软骨呢？关节软骨其实是覆盖在骨头表面的软骨组织，相当于一个垫子，表面十分光滑，而且上面有一定的关节滑液，可以有效减少关节里相邻的两块骨头之间的摩擦。另外，关节软骨是具有弹性的，就像海绵一样，可以很大程度地吸收和缓冲各种运动所产生的应力，从而有效地保护好关节。但是随着年龄的增长，关节软骨本身的性质也会发生改变，其弹力会逐渐下降，缓冲和吸收应力的能力变差，且关节滑液分泌减少，导致关节软骨的表面也变得粗糙。就像发动机一样，经过长年累月的损耗，关节软骨会出现不同程度的磨损，关节间隙也会变得越来越窄。同时由于代偿的作用，软骨下骨会出现骨化，且关节的边缘会通过成骨细胞的作用合成新的小骨头，也就是大家平时所说的"骨刺"。试想一下，关节软骨这块"垫子"被磨平后，剩下的就是骨头对骨头了，再加上关节间隙变窄，关节滑液减少，中间还增加了一些骨刺，那么只要关节一活动，那疼痛可想而知。假如到了疾病的晚期，关节间隙完全消失，那可是连路都走不了了，必须采取外科的干预手段。

而痛风的发病机制是体内过高水平的尿酸从血液里析出，沉积于关节、滑囊和肾脏，导致关节局部急性炎症发作，引发关节肿胀、皮温升高、剧烈的疼痛和活动受限，另外在间歇期和慢性期也可形成结石和痛风石。

临床表现 》

虽然说痛风和骨关节炎的症状都是以关节疼痛为主，但仔细区分还是不一样的。

从发病时间、特点来说，骨关节炎由于是退行性病变，起病缓慢，其特点通常是疼痛开始于负重关节（如膝关节、髋关节），且劳累（如长距离步行）后加重，休息后减轻，有时活动结束后疼痛仍可持续数小时。而痛风则病如其名，来时如风一样突然，发病急，多数于夜间发作，24小时内可达到高峰，未经治疗14天内通常可以自行缓解。总结起来说就是：痛风发病急，疼痛剧烈，很快可以缓解，当然部分晚期患者，也可以出现持续性的疼痛；骨关节炎发病慢，疼痛持续，一般很难完全自行缓解。

从发病部位来看，骨关节炎主要好发于承重关节或活动较多的关节，如膝、髋、手、足、脊柱等，其中，膝关节为最常累及的关节，且双侧受累较单侧受累多。而痛风最常好发的部位为第一跖趾关节，其余依次为足背、踝关节、足跟、膝关节、腕关节、手指和肘关节，但少数也可发生于肩关节、髋关节、脊柱、骶髂关节、胸锁关节、肩锁关节或颞颌关节，且85%～90%的患者首次发作常以单关节为主。从一些表现来看，骨关节炎还会出现晨僵和关节活动受限。晨僵主要发作在早晨起床或一段时间不活动之后，持续时间通常小于30分钟，活动后改善。关节活动受限主要表现为上下楼梯、下蹲起立、进行家务劳动困难。而痛风则表现为关节局部的炎症反应明显，如皮肤发红、皮温升高、关节肿胀、疼痛剧烈和严重的活动受限。在体格检查方面，骨关节炎可以看到由于关节渗出或骨性膨大所致的关节肿大，而发生在手指近端指间关节、手指远端指间关节的骨性膨大；在关节主动或被动活动时可有咔嚓声或爆裂音，那其实是"骨擦音"，是由于关节软骨不光整或关节内存在碎片所致的，甚至可以看到由于关节破坏导致的关节畸形如膝内翻、外翻畸形等。而痛风急性发作时可以观察到关节明显红、肿、热及压痛，可以合并体温升高，而痛风慢性期可在耳廓、鹰嘴、手指、手、腕、膝或足等地方发现痛风石。

总结来说，痛风最常见于第一跖趾关节，而足背、踝关节、足跟、膝关节、腕关节、手指和肘关节等也常见，以单侧发病为主；骨关节炎最常见于膝关节，其余承重关节或活动较多的关节如膝、髋、手、足、脊柱也常见，以双侧对称发病为主。痛风在耳廓、鹰嘴、手指、手、腕、膝或足可形成痛风石；骨关节炎在近端指间关节、远端指间关节处可有结节，在关节处可有骨性膨大。骨关节炎除了特殊的症状体征外，还有晨僵以及关节活动时闻及的"骨擦音"。

常用辅助检查 》》

在实验室检查方面，骨关节炎的红细胞沉降率、C反应蛋白浓度通常在对应年龄段的正常范围以内，关节穿刺液检查其颜色一般为清亮、微黄，白细胞计数少于 $2\,000/mm^3$，无菌，偏振光显微镜分析无任何晶体。而痛风急性发作期时查红细胞沉降率、C反应蛋白常常偏高，这两个指标升高往往提示体内存在急性炎症；特征性的检查是尿酸偏高，如合并肾脏疾病时可检测出肌酐及尿蛋白的异常，如合并高甘油三酯血症可检测出总胆固醇、甘油三酯的异常。痛风急性期抽出的关节液颜色一般为淡黄色或乳白色，白细胞计数偏高，无菌，偏振光显微镜下可见双折光的尿酸盐结晶。

总结来说，痛风性关节炎急性期的特征性检验是尿酸偏高，关节液里找到尿酸盐结晶，红细胞沉降率、C反应蛋白偏高；而骨关节炎的检验无特殊的表现。

在影像学检查方面，骨关节炎最常采用的是X线检查。膝关节、髋关节需要行负重X线检查，其典型的影像学改变是关节间隙变窄、关节缘骨赘形成和软骨下骨硬化。其他的检查手段并不常用，但可帮助排除其他疾病。MRI可以发现微小的软组织病变，如软骨损伤、滑液渗出、软骨下骨髓水肿、滑膜炎、韧带或半月板的损伤。超声可以帮助发现关节渗液、软骨纤维形成、滑膜增厚和骨赘形成。关节镜检查则可以显示软骨、滑膜、骨赘和半月板损伤的情况。而痛风诊断采用的有X线、超声、CT、双源

CT 和 MRI 等检测手段。正如前面所说，超声是痛风检测中广泛应用且经济、高效的一种手段，可以清晰地显示关节和周围组织的情况，特征性的表现有关节内高回声、韧带内高回声点、"双轨征"、"暴风雪征"及痛风石。而 X 线、CT 主要可以检测出关节骨质的破坏及痛风石，但其检出率较 MRI 低，对痛风早期的诊断不敏感；除此之外，MRI 还可以较好地检出关节积液、滑膜增厚、骨髓水肿的情况。双源 CT 可以通过非侵入方式对组织内尿酸结晶盐沉积进行直观的显示，清晰地显示关节腔内、滑膜囊内尿酸结晶盐的情况，诊断痛风的特异性和灵敏性均很高。

总结来说，痛风性关节炎的诊断以超声最为广泛应用，而骨关节炎则以 X 线为主要检查手段。

治疗 》》

骨关节炎的治疗包括非药物治疗、药物治疗和手术治疗。非药物治疗主要包括患者的教育、减轻体重、关节局部的冷敷和热敷、适度的锻炼、佩戴矫形器和支具、使用手杖和一些康复理疗手段。药物治疗主要包括消炎止痛的药物如阿片类镇痛药和非甾体类抗炎药，关节内注射的药物如糖皮质激素、起润滑作用的透明质酸衍生物，以及一些营养药物如氨基葡萄糖、硫酸软骨素等。手术治疗主要指关节置换术，对于大多数患者来说，该术可以达到缓解疼痛、恢复关节功能的效果，是晚期骨关节炎患者的福音。

关于痛风的治疗，主要是急性期消炎止痛，间歇期及慢性期长期规律降尿酸治疗。

痛风和类风湿关节炎的鉴别

说到关节痛，还要给大家介绍另一种常见病——类风湿关节炎。那么，怎么分辨类风湿关节炎和痛风呢？

什么是类风湿关节炎

类风湿关节炎是以慢性对称性小关节炎为主要表现，以自身抗体升高（类风湿因子和抗环瓜氨酸多肽抗体为主）为特点的系统性疾病，这类自身免疫性疾病目前病因尚未明确。因为类风湿关节炎常常发生于手指、足趾等小关节，也可发生在膝、踝、腕、肘等大关节，急性发作时表现为关节疼痛、肿胀和功能障碍，可伴有发热等不适，若病程长且不正规治疗者，后续还会出现骨质破坏的情况，这些症状和痛风性关节炎十分相似，因此常容易混淆。

流行病学特点

多项研究表明，类风湿关节炎患病率约为0.3%，且女性的患病率为男性的2倍。类风湿关节炎的主要发病人群为40岁左右的女性。而痛风的患病率为1%～3%，且绝大多数患者为男性，50岁以上多见，女性的痛风患者在绝经后多见。

总结来说，痛风多见于青中老年男性和老年女性，男性多见；而类风湿关节炎多见于青中老年女性。

发病机制

关于类风湿关节炎的病因，自身免疫紊乱是导致发病的一个重要因素。类风湿关节炎的患者不是免疫力低下，而是免疫力异常。类风湿关节炎的患者会产生自身抗体。

什么是抗体？抗体就是我们身体里免疫细胞产生的蛋白，能够特异性地识别某些抗原（比如细菌、病毒的某些成分）；当细菌、病毒再次进入体内时，抗体可以和细菌、病毒特异性的抗原结合，杀死细菌、病毒。所以，抗体对我们的身体来说是好东西。那么，什么是自身抗体呢？那就是我们身体免疫系统出了问题，产生了针对自身组织细胞、蛋白的抗体，也就是把自身组织细胞当成细菌、病毒给破坏了，导致了一系列的疾病。类风湿关节炎患者就是因为免疫系统出现了异常，产生了自身抗体，导致了疾病的发生。

除了这个原因，还有其他很多因素参与了类风湿关节炎的发病，许多研究发现，天然免疫和适应性免疫在类风湿关节炎的病因和发病中发挥了重要的作用。另外，环境和遗传因素也参与了发病，两者都是必要条件，缺少一项均不能使疾病完全发生。同卵双生子的类风湿关节炎共患病率为12%～15%，远远超过普通人群中的患病率。

类风湿关节炎主要的病理表现在于滑膜炎。滑膜是关节囊的内层，由疏松结缔组织组成，它的作用是产生关节滑液，起到保护关节软骨、润滑的作用。一旦滑膜发生炎症，滑膜细胞就会分泌大量的积液，其中含有大量的白细胞、吞噬细胞等。同时，滑膜炎的渗出会导致关节液中酸性物质堆积，使原本为碱性的关节滑液酸化，反过来长期刺激滑膜，导致滑膜逐渐增厚，并且由于纤维素沉淀，导致关节粘连，影响关节正常的活动，最终导致关节软骨破坏，关节致残。

而痛风的发病机制是由于体内过多的尿酸超过了其饱和度，沉积于关节导致局部炎症的发作。

总结来说，痛风是代谢性疾病，主要由于嘌呤代谢出现问题所致；而类风湿关节炎是自身免疫性疾病，主要由于自身免疫出现紊乱所致，产生了类风湿因子、抗环瓜氨酸肽抗体等自身抗体，攻击身体的多个组织，比如关节的滑膜组织，造成滑膜炎，从而导致发病。

临床表现 >>

（1）从发病的部位来看。类风湿关节炎主要是对称性多关节受累，且以全身小关节为主，如掌指关节、近端指间关节、趾关节等，而腕、踝、颞颌关节、肘、肩、膝及髋等关节的发病率次之。而 85%～90% 的痛风患者首次发作以单关节为主，最常累及第一跖趾关节。

总结来说，痛风最常累及第一跖趾关节，常为单侧发病；而类风湿关节炎最常累及小关节，常为对称性发病。

（2）从发病的特点来看。类风湿关节炎病程反复，如无治疗大多迁延不愈，天气变凉时症状加重，急性发作时关节肿胀、疼痛，但皮肤很少发红，伴晨僵，晨起时关节僵硬最明显，大多数持续时间大于 1 小时，休息不缓解，活动后可改善，伴握力减弱、对掌功能下降。而痛风常夜间突然发作，与天气无关，多表现为关节红、肿、热、痛，伴活动受限，无晨僵，早期可在 2 周内自愈，且痛风发作间歇期时可以一点症状都没有，但随着病程的发展，痛风急性发作频率会越来越高，间歇期会越来越短。

到了疾病的晚期，两种疾病均会导致骨质破坏和关节畸形。类风湿关节炎主要表现为指关节呈梭形的改变，为对称性，具备特征性的关节畸形有尺偏畸形、"天鹅颈"样畸形、"纽扣花"样畸形等，在关节隆突部位及经常受压处（如鹰嘴突）可出现类风湿结节，其成分和痛风石不一样，它中央为坏死组织，边缘为成纤维细胞，最外层环绕胶原囊，并伴血管周围慢性炎症细胞浸润。而痛风的关节畸形常为单侧，在慢性期可形成痛风石，它的本质其实是尿酸盐结晶，最常见于耳廓，亦多见于第一跖趾关节、指、腕、肘及膝关节等处，可破溃，内为白色尿酸盐结晶沉渣。从关节外表现来看，类风湿关节炎常伴有风湿性血管炎、心包炎、胸膜炎、间质性肺炎、贫血等，但肾脏在类风湿关节炎中很少直接受累。而痛风常合并高血压、高血脂、糖尿病、动脉粥样硬化、肥胖、尿酸性肾病及肾结石，其中肾脏的改变在间歇期、慢性期的痛风患者中是十分常见的。

总结来说，痛风性关节炎发病急，急性期表现为关节的红肿热痛，可以自行缓解，慢性期可有关节畸形，在耳廓、关节处形成痛风石，常合并高血压、高血脂、糖尿病、动脉粥样硬化、肥胖、尿酸性肾病及肾结石。类风湿关节炎发病慢，病情迁延不愈，一般很难自行缓解，天气变凉时症状加重，伴晨僵，持续时间大于 1 小时，慢性期可有指/趾关节尺偏畸形、"天鹅颈"样畸形、"纽扣花"样畸形，在关节隆突部位及经常受压处

（如鹰嘴突）可出现类风湿结节，常伴有风湿性血管炎、心包炎、胸膜炎、间质性肺炎及贫血等，相对来说，肾脏较少受累。

辅助检查 ▶▶

在实验室检查方面，类风湿关节炎和痛风在疾病活动时 C 反应蛋白、红细胞沉降率均会偏高。类风湿关节炎患者常合并轻度的贫血，为正色素性正细胞性或小细胞性贫血，血清补体水平正常或增高，可发现多克隆丙种球蛋白病，类风湿因子阳性（70%～80% 的患者；需要注意的是，许多正常人、其他风湿免疫病患者及慢性感染者也可检测到类风湿因子阳性）、抗环瓜氨酸肽抗体阳性（80%～90% 的患者；也可见于其他疾病，如活动性肺结核）。另外，类风湿关节炎患者的关节液一般呈淡黄色、薄雾状，富含纤维蛋白，白细胞数在（5～25）×10^9/L，至少 50% 的细胞为多形核细胞，偏振光显微镜未能发现结晶；而痛风患者的关节液里是可以找到尿酸盐结晶的。

总结来说，痛风和类风湿关节炎急性期 C 反应蛋白、红细胞沉降率均会偏高。痛风特征性的检验结果包括尿酸偏高、关节液中找到尿酸盐结晶；而类风湿关节炎的特征性检验结果包括类风湿因子、抗环瓜氨酸肽抗体阳性，部分患者可合并轻度贫血。

在影像学方面，X 线、CT、MRI、超声在类风湿关节炎的评估和诊断中有着各自的特点。首先，类风湿关节炎的 X 线表现分为以下 4 期：①Ⅰ期正常或骨质疏松；②Ⅱ期骨质疏松，有轻度关节面下骨质侵袭或破坏，关节间隙轻度狭窄；③Ⅲ期关节面下明显的骨质侵袭和破坏，关节间隙明显狭窄，关节半脱位畸形；④Ⅳ期上述改变合并有关节纤维性或骨性强直。在 CT 检查方面，除了可以发现关节间隙的改变及骨质的变化，还可以用来评估患者肺部病变如间质性肺炎的情况。MRI 检查除了可以看到病变早期骨质的改变，还可以观察到滑膜的炎性改变、关节液的渗出和软组织的情况。而超声作为简易无创的操作，对于类风湿关节炎的特征性病变——滑膜炎，以及关节积液和骨质破坏都有着很高的检出率，相对于 MRI 来说其性价比高，临床应用广泛。关于痛风的影像学检查，前文已有详细介绍，这里就不赘述了。

总结来说，痛风的影像学检查以超声为主，而类风湿关节炎的检查以X线、超声为主。

治疗 》》

类风湿关节炎是一种自身免疫性疾病，其治疗方面要比痛风复杂一些。除了非药物治疗和手术治疗，药物治疗是类风湿关节炎的重中之重。

控制疼痛：常用的有非甾体抗炎药，比如塞来昔布、依托考昔、双氯芬酸、洛索洛芬等；另外，激素在控制疼痛方面也有很强的作用，适合短期小剂量使用。

控制病情：慢作用抗风湿药物（DMARDs），也就是各种免疫抑制剂，在疾病的治疗中扮演着极其重要的角色。其中甲氨蝶呤是治疗类风湿关节炎的锚定药物，来氟米特、羟氯喹、柳氮磺吡啶都是很好的选择，其他还有环孢素、硫唑嘌呤等免疫抑制剂也可以选择。还有风湿免疫界的"后起之秀"——生物制剂，如依那西普（进口的"恩利"，国产的"强克"）等，以前价格很高，现在已经降价了，其疗效肯定、作用迅速，在类风湿关节炎的治疗中取得了巨大的成功。还有新上市的小分子药物，JAK抑制剂（"尚杰"），在类风湿关节炎的治疗里面也发挥了重要作用。至于如何选择药物，需要在专科医生详细评估病情后决定，切忌不要自己乱服药物。

关于痛风的治疗，具体内容将在后面的章节中详细介绍。

痛风和其他关节炎的鉴别

在临床上痛风性关节炎除易与骨关节炎、类风湿关节炎相混淆外，还常常被部分经验不足的医生误诊为风湿性关节炎、化脓性关节炎、银屑病关节炎、创伤性关节炎等，延误了治疗的最佳时机。

痛风与风湿性关节炎 》》

风湿关节炎，其"风湿"一词来源于中医，其意在疼痛是由风和湿侵袭机体造成的。风性主动且善行而易变，湿性则重浊且黏滞。这很好地概括了风湿的发病特征：发病急、变化快、反复发作、缠绵难愈、关节疼痛坠胀。

西医认为风湿性关节炎是风湿热的一个临床表现，并不作为一个独立的诊断存在，它正式的名字是"反应性关节炎"。它是由于 A 组乙型溶血性链球菌感染所引起，5～15 岁儿童和青少年最易得病，多于冬春阴雨季节发病，前期常有咽喉炎或扁桃体炎等上呼吸道感染症状，接着便是疼痛"入骨"，部位有膝关节、踝关节、肩关节、肘关节等大关节，表现为游走性、对称性局部关节红、肿、热、痛，但通常在数周后自行消退，关节功能完全恢复，无变形遗留，如同未曾发生一般。但是常伴有关节外表现，如皮肤红斑、皮下结节、心肌炎、心脏瓣膜炎等，实验室检查可见血中血沉增快、抗溶血性链球菌抗体升高。

痛风与反应性关节炎（风湿性关节炎）是难辨认的一对"孪生兄弟"，尤其是在痛风性关节炎累及膝关节等大关节时，误诊更是常见。但从上述可知，反应性关节炎在关节症状出现前常有溶血性链球菌感染引起的上呼吸道症状，也可伴有心脏、皮肤等器官受累症状，血中抗溶血性链球菌抗体升高，而尿酸正常，关节腔也未见尿酸盐结晶沉积，对水杨酸类药物治疗效果明显，所以从发病机制、临床表现、实验室检查、治疗等方面看，两者均有显著差异。

痛风与化脓性关节炎 ≫

化脓性关节炎是因致病菌侵入或通过血管传播，在关节处引起的炎症，最常见的病原菌为革兰氏阳性菌，其中又以金黄色葡萄球菌为主。化脓性关节炎是个"欺软怕硬"的家伙，多侵袭儿童及体弱多病、免疫力低下者。统计学研究表明，3 岁以下的儿童占比达 50%，2 岁以下则占 30%，而且还"重男轻女"，男孩的发病率是女孩的 2～3 倍。易感因素包括全身抵抗力降低，类风湿关节炎，结晶性关节炎，关节退行性病变，严重创伤的关节，关节腔穿刺、糖皮质激素或放射性药物的关节内注射等。该病通常起病犹如疾风骤雨，全身中毒症状严重，常对负重大关节"下手"，如膝关节、髋关节，且以单关节受累多见，表现为受累关节红、肿、热、痛，实验室检查可见血中白细胞计数显著增高，以中性粒细胞为主，血 C 反应蛋白及红细胞沉降率等炎症指标也同样升高。

化脓性关节炎与痛风性关节炎急性期临床症状、体征十分类似，两者通常均累及单一关节，有严重关节炎症，且血清炎症标志物均升高，所以两者容易混淆。但化脓性关节炎通常可发现原发感染病灶，血尿酸值未见升高，且受累关节中无尿酸盐结晶，此外，受累关节穿刺液行革兰氏染色及病原体培养可发现致病菌，针对性地使用抗生素治疗有效而降尿酸治疗无效。

痛风与银屑病性关节炎 ≫

银屑病性关节炎，也被称为牛皮癣关节炎、关节病型银屑病，是遗传背景下免疫紊乱相关性疾病，因银屑病累及关节所引起。与银屑病不同，银屑病性关节炎男性较女性多见，起病隐匿，病程长，可同时非对称累及多个大小关节，脊柱骨及四肢骨均可见，但以手指、脚趾末梢关节为主，表现为受累关节弥漫性疼痛、红肿，严重时可导致关节畸形。这些关节症状通常在皮疹出现数年后或症状复发恶化时出现。部分可呈类风湿关节炎改变，但血中类风湿因子阴性，同时还伴有一些比较容易辨识的症状，如指（趾）甲增厚、凹陷、变色、脱离等改变，而关节症状的轻重通常与皮损的严重程度相一致，即皮肤损伤越严重，关节症状越严重。其 X 线检查可见关节面溶骨性破坏，关节腔积液，有时可见末梢指远端骨性溶解吸收变细形成"笔头样"，而末梢指近端骨质增生膨大，犹如"笔插入杯中"。

银屑性关节炎患者中有20%左右可出现高尿酸血症，所以易被误诊为痛风性关节炎，但银屑性关节炎患者常伴有指甲与皮肤改变，且皮肤改变与关节改变活动度相一致，关节内未见尿酸盐结晶沉积，而 X 线可见严重骨质破坏、可见"笔头样"改变，且部分患者血中白细胞表面抗原 B27（HLA-B27）升高。

痛风与创伤性关节炎 》》

创伤性关节炎是与急慢性关节损伤相关的骨关节炎症性病变。这类患者一般有关节过度劳累或者既往受伤病史，受累关节固定，哪里劳累或受过伤，哪里就会发病，多发于髋关节、膝关节、踝关节等。创伤性关节炎病程长，呈进行性加重，表现为关节疼痛、轻度肿胀，活动时加重，举步维艰，休息时可缓解，而局部皮肤一般无明显发红、发热表现。其病理学表现为关节软骨破坏、软骨下骨改变，可以有关节滑膜炎症，X 线检查可见"骨退行性改变"，即关节面模糊，关节间隙变窄甚至消失，关节边缘骨质增生，形成骨刺，关节周围组织也可出现萎缩性改变。

由上述可见，创伤性关节炎是与痛风性关节炎截然不同的疾病。它是一种由于创伤后引起的关节炎，主要表现为关节疼痛、活动受限，无明显急性炎症改变，血液中尿酸也不高，而且关节腔内无尿酸盐结晶沉积，而是呈骨退行性改变。

注意"假性"痛风

《西游记》中有一集讲述的是真假美猴王，而痛风也有真假之分，那么，如何区别真假痛风呢？

假性痛风为何物

假性痛风又有焦磷酸钙沉积病、焦磷酸钙关节病之称，是另一种由晶体沉积引起的关节病，罪魁祸首是焦磷酸钙双水化物。这种晶体也能够沉积于关节处，引起炎症瀑布反应。这种病常见于 60 岁以上的老年人，年龄越大发病率越高。它好发于肘关节、膝关节、踝关节等大关节，尤其是膝关节，且大部分患者受累关节有基础疾病，如类风湿关节炎、骨关节炎等。假性痛风急性发作时关节表现与痛风性关节炎类似，表现为受累关节发红、积液肿胀、局部皮温升高、疼痛，严重时甚至碰都不能碰关节，且 50% 以上的患者伴有低热等全身症状。虽然症状一般会自行逐渐缓解，短则数天，长则 4 周，但如不正规治疗，它在外伤、手术、代谢紊乱等诱因下又会反复发作。

那为何关节内会出现焦磷酸钙晶体沉积？主要是由焦磷酸盐的生成和降解失衡导致。关节腔内焦磷酸盐浓度随着年龄增长而升高，所以衰老是假性痛风重要的诱发因素。此外，许多代谢性疾病与焦磷酸盐生成降解也有一定相关性，如甲状旁腺亢进、血色素增多症、Wilson 病、低镁血症、低磷血症等。部分假性痛风还与遗传有关，被称为家族性焦磷酸钙沉积病。这类患者通常有先天性软骨成分或结构异常，致软骨细胞过度产生焦磷酸盐，易于在异常的软骨上沉淀。而关节内沉淀的焦磷酸盐晶体可以通过多种途径引起炎症反应。

假性痛风如何"鱼目混珠"

记得曾在门诊遇到过一位老大爷，他说"我是痛风老病号了，血尿酸最高达到了 500 μmol/L，以前爱吃海鲜，自从得了痛风后，便十分注意饮食，按医嘱服用降尿酸药物，多次复查尿酸都在正常范围，但是为何膝盖疼痛还是反复发作？"在详细询问了病史和完善相关检查后我惊讶地发现，老人家患的可能是假性痛风。这到底是怎么回事呢？

假性痛风临床表现和体征与痛风十分类似，它们都是由于晶体沉积于关节引起炎症反应而致病，受累关节突然出现局部发红、积液肿胀、皮温升高、疼痛，甚至影响关节活动，还可同时伴有全身发热、乏力症状，血中白细胞数目、C-反应蛋白、血沉等炎症指标均可增高。另外，假性痛风也可同时合并痛风，无论是痛风还是假性痛风，都"钟意"老年人，有部分患者同时患有两种疾病，虽然痛风确诊治疗稳定了，但是却忽略了假性痛风的存在，没有得到良好诊治，时不时出来作怪，使患者出现疼痛。

如何鉴定真假痛风 ▶▶

假性痛风与痛风都属于代谢性骨关节病，临床上常被误诊。从受累部位上看，痛风以第一跖趾关节最为常见，就是传说中的"足痛风"，而假性痛风"喜好"膝关节这样的大关节；从抽血指标上看，痛风尿酸值一定程度升高，而假性痛风一般正常或轻微升高，并且常有甲状旁腺激素、钙离子、镁离子等水平异常；从 X 线检查看，痛风可见关节内软组织肿胀影、骨质穿凿样缺损、关节间隙变窄，严重时可见关节脱位、畸形，但假性痛风关节一般不会有"骨质穿凿样缺损"改变，而在关节软骨、滑膜、肌腱等可见窄条带或线性钙化为主，伴有软骨缺失、软骨硬化、软骨下囊肿和骨赘的形成等改变；而最关键的鉴别方法是关节穿刺液的检查，在偏光折射显微镜下，痛风关节液可见负性双折光细针状尿酸盐结晶，而假性痛风关节液可见直径为 2 ～ 10 μm 双折射的菱形、短棒状或光杆状的晶体。

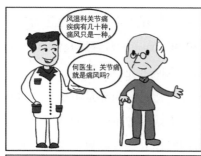

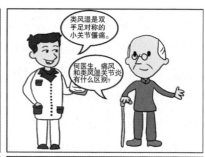

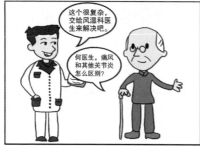

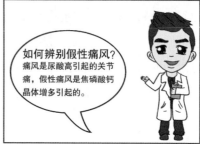

天天博士小贴士

　　真假痛风很难辨，真痛风是尿酸升高引起的痛，假痛风是焦磷酸钙晶体增多引起的痛。

治疗篇

痛风急性期的治疗——止痛

"曾经一份份美味的酒肉放在我面前，我没有拒绝，等到痛风急性发作的时候我才后悔莫及，人世间最痛苦的事莫过于此。如果上天能够给我再来一次的机会，我会对那一桌桌酒肉说三个字：我恨你，如果非要在这份恨上加上一个期限，我希望是———一万年。"

这或许是当痛风这个恶魔张开獠牙咬在大脚趾时，患者发出的感叹。他们都期望突然有一个月光宝盒出现在眼前，让他们穿越时空回到过去。

月光宝盒不存在，但有四样法宝能镇压住痛风，看看哪一款适合你。

非甾体类抗炎药 》》

目前，非甾体类抗炎药（NSAIDs）在临床对抗急性痛风的战役中挑起大梁，也是《2016中国痛风指南》中治疗急性痛风首位推荐药品。人体内发生炎症（如痛风发作）时，有一种叫做环氧合酶（COX）的物质会被激活，进行一系列复杂的生化反应，最终生成大量前列腺素等炎症物质，让我们感觉到疼痛。NSAIDs这类药可以抑制COX的活性，通过抑制炎症反应，从而达到止痛的效果。但根据作用机制的不同，NSAIDs药进一步分为非选择性和选择性两类，两类NSAIDs药各有千秋。

可能"伤胃"的非选择性NSAIDs药：这类药物对胃肠道损伤（如胃肠道穿孔、消化道出血）的风险相对更大，这类止痛药有乐松、布洛芬、萘普生、双氯芬酸、吲哚美辛等。

可能"伤心"的选择性NSAIDs药：比起非选择性NSAIDs类药物，这类药的胃肠道副作用明显降低，但心血管方面的风险可能增加（还需进一步的研究数据支持），这类药有塞来昔布（西乐葆）及依托考昔等。

秋水仙碱 》》

《2016中国痛风指南》建议：当患者对非甾体类抗炎药有禁忌证时，

可单独使用低剂量秋水仙碱进行治疗，低剂量的秋水仙碱（1.5～1.8 mg/d）与高剂量相比，药效无异，安全性更好，不良反应也更低。其实，秋水仙碱是最早应用在临床上治疗急性痛风的药物之一，算是一位元老级的大功臣了，它通过抑制白细胞趋化和吞噬作用，减轻炎症反应，从而达到抗炎止痛的功效。秋水仙碱有功但也有过，它对我们的肠胃并不友好，引起腹泻等不良反应的发生率高，且对肝肾功能存在影响，停药现象非常常见，令人又爱又恨。

糖皮质激素 ▶▶

在"非议"与"荣誉"中前进的糖皮质激素是又一法宝。《2016 中国痛风指南》指出，短期单用糖皮质激素（30 mg/d，3d）用于痛风急性发作，镇痛效果与非甾体抗炎药相当，而副作用未见增加，特别适用于在秋水仙碱和 NSAIDs 都于事无补时或使用受到限制的时候。由于糖皮质激素的"黑历史"，大家一听就怕，其实一般来说短期口服 30 mg/d 的激素，止痛效果还是很好的，副作用也不大，用对了就是药。糖皮质激素除了可以口服外，还可以进行关节腔局部注射，可达到立竿见影的效果。曾经有位老痛风患者，痛风急性发作时，用秋水仙碱、依托考昔和激素都无效，局部打了一针复方倍他米松注射液，抽掉了几十毫升关节积液，30 分钟后就觉得疼痛几乎完全缓解，疗效杠杠滴。

其他手段（IL-1 受体拮抗剂） ▶▶

上述三种药物基本可以解决绝大部分痛风患者的痛苦了。在使用上述三种主要治疗药物的时候，我们还可以选择辅助治疗方案，比如冰敷、外贴一些消炎止痛膏以及一些康复理疗等。但是，还有非常小部分的患者上述方法都使用后依然疼痛不止时，可以考虑使用 IL-1 受体拮抗剂。

IL-1 受体拮抗剂可以用于 NSAIDs、秋水仙碱、糖皮质激素无效或有禁忌证的患者，目前在临床上主要有四种：阿那白滞素、利纳西普、卡那单抗和 Gevokizumab。IL-1 这种炎症因子在急性痛风发作中"地位非凡"，所以 IL-1 受体拮抗剂作为一种新药，治疗急性痛风前景很大，但要想在临床上更好应用还需要更多的循证依据。

痛风急性发作来得急，如果能在发病后的 24 小时内针对性地使用上面的几种法宝来抗炎镇痛，患者的生活质量将会得到大幅度的提高。但是，这类药物不宜长期使用，待病情稳定、疼痛完全缓解后，就应该开始考虑停药了。除了药物治疗外，也要同时注意休息、抬高患肢，可适当冰敷受累关节，以及改变不良生活习惯。

天天博士小贴士

痛风急性发作，止痛是关键。非甾体抗炎药好比"倚天剑"，秋水仙碱好比"屠龙刀"，而激素好比"杨过的玄铁重剑"（最后被炼化一分为二，炼制成了倚天剑和屠龙刀）。

急性痛风应冷敷还是热敷

常有不少门诊患者指着肿得发亮的关节问："何医生，我怎么敷了一下脚，反而越来越肿了呢？"急性痛风发作时，到底该不该敷？该冷敷还是热敷？

长期高尿酸血症会导致关节中出现许多尿酸盐结晶沉淀，在显微镜下，这些尿酸盐结晶基本是呈细针般模样，这么尖锐的东西容易破坏关节内局部滑膜细胞和免疫细胞等，使局部细胞坏死，诱导免疫细胞尤其是中性粒细胞的迁移及浸润，导致局部炎症因子大量释放，毛细血管扩张，关节腔和组织间隙大量渗液，引起关节红肿、疼痛及皮温升高。

那么，急性痛风发作时，可以热敷疼痛关节吗？不可以。热敷会使关节温度升高，局部血管扩张加剧，血流量增加，导致关节充血、水肿更明显。在痛风急性发作的关节进行局部热敷不仅不能止痛，还会变本加厉，使关节红肿、疼痛及炎症反应加重，不利于急性痛风发作的缓解。

那么，在疼痛部位进行冷敷可以么？冷敷具有麻痹神经、减轻疼痛、收缩血管，以及使局部充血减少、改善尿酸结晶诱发的炎症反应的作用。所以，在痛风急性发作时局部关节行冷敷治疗，可以有效的降低局部皮温，缓解关节红肿、疼痛，能让炎症反应缓解不少。

因此，痛风急性发作时千万千万不能热敷，发热的烤灯、红外线的康复理疗灯、发热的敷贴等都不合适。相反，冷敷是急性痛风发作时缓解疼痛的好办法，哪个关节疼，就可以把冰袋敷在哪儿，如果觉得温度太低，可以垫上一块柔软的毛巾，每次冷敷 10～20 分钟即可有效缓解疼痛。

急性痛风发作时除了局部疼痛关节冷敷这一小妙招外，还有以下几个小诀窍可以减轻疼痛：①给患者抬抬疼痛的腿，让顽皮的血液流回去，减轻关节水肿；②尽量别做剧烈运动，多休息；③营养均衡，含嘌呤高的食物尽量不吃，如海鲜、老火汤、动物内脏等；④戒烟戒酒，不喝可乐、果汁等果糖含量高的饮料，多喝水以利排泄尿酸。

当然，痛风急性发作时，冷敷等非药物辅助治疗也只是治标不治本，最重要的应该是规规矩矩地使用消炎止痛药物。当疼痛缓解时，使用降尿酸药物治疗才是硬道理。

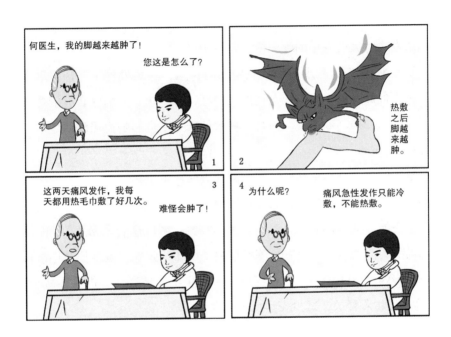

经典的秋水仙碱

秋水仙碱，最早是在秋水仙的茎球中被发现的。那么，它是如何在急性痛风发作时大展身手的呢？

早在 18 世纪，秋水仙碱就被用来对付急性痛风发作了。许多患者在使用秋水仙碱后数小时内，急性痛风的红、肿、热、痛的症状就能像服用了灵丹妙药一样渐渐消失。而且，秋水仙碱并不会影响血尿酸的生成、溶解和排泄。

秋水仙碱能够与中性粒细胞中微管蛋白亚单位相结合，大大影响中性粒细胞细胞膜的正常功能，从而减少中性粒细胞移动浸润和吞噬能力；秋水仙碱还能够抑制磷脂酶 A2 的活性，后者是痛风患者"敌人"，能使花生四烯酸、前列腺素、白三烯等炎症因子增加；此外，秋水仙碱还能抑制炎症细胞内的 NLRP3 炎症小体和 pyrin 炎症小体被激活，进一步减少 IL-1β 等炎症物质释放，减少炎症反应的发生。

如此经典的秋水仙碱，怎样科学地使用才能让它大放光彩、减少副作用呢？

传统治疗方式如下：在急性痛风发作时第一次口服 1 mg，以后每隔 1～2 小时服用 0.5 mg，直到疼痛缓解，可能出现恶心、呕吐、腹泻等不良症状，24 小时内最多服用 6 mg。按照这样的方式服用，许多患者容易出现胃肠道不适等不良反应，甚至无法忍受、被迫停药，这大大影响了秋水仙碱治疗效果。

而近年来的研究发现，与秋水仙碱的传统常规治疗方法相比较，低剂量治疗方法（1.5～1.8 mg/d）在关节疼痛的缓解、临床有效治疗比例方面均旗鼓相当，且与 24 小时内的治疗效果也差异不大，即药物起效时间差不多，但是，与传统的用药方案相比，用低剂量治疗急性痛风发作，副作用明显减少，特别是胃肠道不良反应明显减少。

因此，《2016 中国痛风指南》便推荐了低剂量秋水仙碱治疗急性痛风发作，即每天只需要服用 1.5～1.8 mg，分开早晚两次服用便足够了。

另外，秋水仙碱除了可以在痛风急性期使用，痛风患者刚刚开始降尿酸的前 3～6 个月，也推荐小剂量使用，因其可以有效预防因为尿酸降低、痛风结晶溶解而引发的疼痛，降低痛风急性发作的频率。

正所谓"是药三分毒"，秋水仙碱也不例外，它的治疗剂量与毒性剂量很接近。服用它之后，最常出现的不良反应便是胃肠道不适，发生率可高达 80%，表现为恶心、呕吐、腹胀、腹痛、食欲减少等，严重时可出现电解质紊乱、胃肠道出血等，可以与食物一起服用，以减轻不良反应。严重的患者甚至可能出现脱发、骨髓抑制（白细胞、红细胞、血小板减少）、精神错乱、癫痫发作等不良反应，肝功能、肾功能不太好的患者更需要注意。长期使用，还可能出现四肢近端无力、手足发麻、肌肉酸痛、刺痛、痉挛。

一旦出现恶心、呕吐、腹泻等现象，就应该考虑停药，换用其他药物。

虽然秋水仙碱对急性痛风消炎止痛疗效奇特，但并非所有患者都适合使用，有炎症性肠病、肝功能障碍、严重肾功能不全者，其不良反应的发生概率会大大增加，不可使用秋水仙碱。

另外，还需要注意药物联合使用的问题。使用克拉霉素、酮康唑、环孢素等药物时，不可同时服用秋水仙碱，否则会影响秋水仙碱的代谢，易引起体内蓄积，增加不良反应的发生。

患有粒细胞减少症、再生障碍性贫血、肌病、肝细胞疾病，或心血管、胃肠道疾病，要慎用秋水仙碱，能不用就不用。服药期间不能饮酒，因为酒精会降低秋水仙碱的药效，而且还会增加尿酸的浓度。

秋水仙碱已有两百多年的历史，它疗效显著而且价廉，但必须在医生指导下服用。

"霸道" 的非甾体类抗炎药

接下来欢迎另一类治疗急性痛风的药物——非甾体类抗炎药（NSAIDs）隆重登场，它对缓解痛风急性发作时局部关节肿胀、疼痛疗效显著。

如何一招致胜，快速止痛 》》

要想了解非甾体类抗炎药，必须先来认识下花生四烯酸环氧合酶，它包括环氧合酶－1和环氧合酶－2两种。环氧合酶－1对胃和肾等有生理保护作用，比如说调节流经肾的血管流量、保护胃黏膜；而环氧合酶－2却扮演"坏人"的角色，当炎症发生时，沉睡的环氧合酶－2会被唤醒，然后作用于花生四烯酸，使之转化生成前列腺素等致炎因子，加剧炎症反应；除此之外，花生四烯酸还可以在脂氧合酶作用下代谢生成白三烯等致炎物质。

而尿酸盐晶体可以刺激细胞膜释放花生四烯酸，并转化生成白三烯、前列腺素等致炎产物，从而在关节局部引起一连串的炎症反应。非甾体类抗炎药则可以通过抑制环氧合酶和脂氧合酶的作用，减少前列腺素、白三烯等生成，从而起到抗炎作用；此外，非甾体类抗炎药还能够通过抑制缓激肽等致炎物质释放和单核细胞、中性粒细胞等炎症细胞的浸润、吞噬，发挥抗炎的作用。

非甾体类抗炎药种类繁多 》》

根据化学结构的不同非甾体类抗炎药可分为很多类，如水杨酸类、灭酸类、苯胺类、吲哚类、杂环芳基乙酸类、烯醇酸类等。

根据作用机制的不同，非甾体类抗炎药可分为非选择性环氧合酶抑制剂与选择性环氧合酶－2抑制剂两大类。非选择性环氧合酶抑制剂不仅对

"坏人"环氧合酶-2有抑制作用，起到抑制炎症的作用，而且还喜欢欺负"好人"环氧合酶-1，使环氧合酶-1无法发挥生理功能，这一行为导致患者容易出现胃肠道不良反应，比如消化性溃疡、出血、消化道穿孔，还可一定程度导致肾功能不全。因此，如果以前或者现在有活动性消化道溃疡或出血，那么这两类NSAIDs药物不可使用。

下面介绍几种常用于治疗痛风急性期的非甾体类抗炎药。首先说说西乐葆和依托考昔，这两种药属于选择性环氧合酶-2抑制剂。西乐葆止痛效果显著，胃肠道副作用（胃出血、胃溃疡、胃炎等）较少，是一个不错的选择。依托考昔治疗急性痛风发作起效快、疗效好，而且药物所引起的胃肠道副作用也少。再说一说吲哚美辛、萘普生和双氯芬酸，他们属于非选择性的环氧合酶抑制剂。吲哚美辛具有较强的抑制环氧合酶的能力，而且经胃肠道吸收快且完全，是治疗急性痛风的常用药物之一，普遍推荐首次剂量为50 mg，每天3次，第2个24小时维持此剂量预防复发，之后减少至25 mg/次，每天3次，一般持续3天或直到关节疼痛完全缓解。另一个比较好的抗炎药物是萘普生，它除了能抑制环氧合酶外，还可以稳定细胞中溶酶体膜，减少溶酶体中的水解酶释放到细胞中，使细胞产生"自杀"行为，使用剂量一般每次500 mg，每天2次。双氯芬酸也同样能够有效地控制疼痛，减缓疼痛的发作。

和秋水仙碱一样，非甾体抗炎药不仅在痛风急性发作的时候可以使用，在痛风患者刚刚开始降尿酸的时候也可以推荐小剂量使用，可有效降低痛风急性发作的频率。

非甾体类抗炎药引起身体的"小情绪" ▶▶

非甾体类抗炎药在发挥解热、镇痛、抗炎作用的同时，最常见的不良反应便是消化道症状，如腹胀、腹痛、腹泻、消化道溃疡，甚至胃肠道出血、穿孔等，特别是非选择性环氧合酶抑制剂更易出现。因此，NSAIDs类药物应在饭后服用，对于消化道疾病高危人群尽量使用选择性环氧合酶抑制剂。非甾体类抗炎药的另外一个主要不良反应是对肾的影响，如肾乳头坏死、间质性肾炎等，直接表现就是尿检发现尿蛋白、红细胞、白细胞升高，以及血肌酐、尿素氮升高等。此外，它还会造成血压出现较大的波动，引起心血管疾病；还可能引发神经系统方面的损害，出现耳鸣、头晕、头痛、嗜睡、肢体麻木、异常兴奋、幻觉、震颤、肌阵挛等；还有些患者可能对该类药物过敏，出现皮疹、哮喘、发热等。

非甾体类抗炎药的使用注意 »

使用非甾体类抗炎药治疗急性痛风时，不能同时使用两种或两种以上该类药物，合并使用不仅不能增加药效，反而会使患者更易陷入不良反应的风险之中。在服药治疗期间不宜饮酒，否则会增加胃肠道黏膜损害的风险。此外，下列情况要慎用非甾体类抗炎药：有胃肠道疾病病史者，老年人（大于60岁），儿童、孕妇或哺乳期妇女，有肝肾功能不全者，心血管系统及血液系统疾病者，正使用抗凝药物者等。

非甾体类抗炎药治疗急性痛风、缓解急性痛风引发的疼痛效果绝佳，但任何药物在使用时都存在一定的风险，必须在医生指导下用药。

天天博士小贴士

非甾体抗炎药物是治疗痛风急性发作的一线用药，但必须在医生指导下服用。

"神药" 糖皮质激素

糖皮质激素在抗炎方面颇有建树，应用相当广泛，可用于治疗多种疾病，如自身免疫系统疾病、内分泌疾病等，常被誉为"神药"。它在治疗急性痛风发作上也取得了赫赫战功，尤其在秋水仙碱或非甾体类抗炎药无用武之地时它能毫不犹豫地迎难而上。但大众对激素存有忌惮之心，因为糖皮质激素有些"黑历史"，当时它被滥用，使患者出现了许多严重的不良反应，留下了难以治愈的后遗症。在此，作为多年的医务工作者，我要为激素正名。其实只要遵循医嘱使用糖皮质激素，严格按剂量、疗程治疗，一般不会出现严重的并发症，《2016 年中国痛风诊疗指南》指出短期使用糖皮质激素治疗急性痛风发作，其效果与非甾体抗炎药相当，其安全性也相当。

所向披靡的糖皮质激素 >>>

糖皮质激素能够抑制各种原因引起的炎症反应，如感染性、免疫性、物理性等，抗炎作用非常强大。一方面，它可以促进脂皮素 1 的生成，这是一种炎症抑制蛋白，能够减少炎症反应发生；还能够抑制磷脂酶 A2 作用，这种酶是痛风患者的"敌人"，能使花生四烯酸、前列腺素、白三烯等炎症因子增加。另一方面，它还可以促进血管紧张素转化酶生成，能够让可恶的、有致痛和扩张血管作用的缓激肽灰飞烟灭。此外，它还可以抑制各种中性粒细胞、淋巴细胞等炎症细胞浸润、吞噬。通过上述各种超级复杂的机制，糖皮质激素起到了很强的抗炎效果。

如何用好糖皮质激素 >>>

糖皮质激素在治疗急性痛风时，适合的人群最主要是有严重急性痛风发作而且有较重的全身症状者或者是非甾体抗炎药、秋水仙碱治疗无效、受限或者有肾功能不全者。

对于大多数患者，我们一般建议口服糖皮质激素治疗，尤其是多关节受累、有其他部位症状者。建议泼尼松 0.5 mg/（kg·d），连续使用 5 ～ 10 天，也可以使用 2 ～ 5 天后逐渐减少用药剂量，总共使用 7 ～ 10 天，具体使用天数视病情而定。有些患者可能无法口服用药，而且已经有建立好或者容易建立的静脉通道，此时可以考虑通过静脉的方式予以糖皮质激素。当然，局部关节腔内注射激素也是一种很好的治疗方法，特别是对于仅有一个或两个发炎的关节、全身予以激素治疗效果不佳者，可以考虑关节腔内给予糖皮质激素治疗，但要避免短时间多次注射使用，如果同时伴有关节感染者则应禁止局部给药。

有缺陷的糖皮质激素 ≫

虽然糖皮质激素有强大的抗炎作用，能够快速终止关节疼痛，但是同样它也可能引起许多不良反应。短期内大量使用可能引起血糖及血压升高、情绪出现较大波动等反应。长期使用则可能诱发或加重感染，因为糖皮质激素可以抑制免疫系统，使身体免疫力大大下降，导致感染。激素也可能致使液体储留在体内无法排出，血内脂质含量升高，促使高血压、动脉粥样硬化的发生。糖皮质激素还可以增加钙、磷等电解质排泄、促进蛋白质分解、抑制蛋白质的合成，所以使用它治疗疾病的时候，有出现肌肉萎缩、骨质疏松、伤口很难愈合的风险；还可能影响儿童的生长发育。因此，儿童、老年人、绝经妇女和受伤者要谨慎使用糖皮质激素。另外，使用糖皮质激素还可能出现胃肠道方面的不良反应，如消化道溃疡、出血、穿孔等。

糖皮质激素的使用注意 ≫

当急性痛风发作受累关节症状缓解时，应该逐渐减药至停药，否则容易引起病情复发（反跳）；绝经期妇女、老人、儿童使用糖皮质激素容易发生骨质疏松甚至自发骨折，出现营养不良，所以服药时要补充维生素 D、钙盐以及蛋白质。糖皮质激素有促进钾离子排泄的效果，如果和排钾利尿剂和强心药物同时使用时要注意补钾。糖皮质激素可降低抗凝药物的作用，两药同时使用时应加大抗凝药物的剂量。骨折、角膜溃疡、严重高血压、骨折、严重精神病、活动性消化道溃疡以及外伤恢复期患者则禁用糖皮质激素。

糖皮质激素可以很好地控制急性痛风发作，但同时一定要注意"甲之蜜糖乙之砒霜"这个道理，看医生、遵医嘱才能确保真正使用好糖皮质激素这种药。

天天博士小贴士

糖皮质激素可以说是风湿免疫科医生手中的"神药"，很多疾病都需要使用它，在痛风急性发作期，它也是很好的选择，但切记一定要在医生指导下使用。

痛风急性发作辅助止痛的方法

我在门诊曾遇到这样一个患者，一脸不高兴地问我："何医生，你不是跟我说吃三五天药关节痛就能好吗，我怎么感觉效果一般呢？"我耐心地问："你按时吃药了么？"患者说："吃了啊，痛是好一些了，但是关节还是肿啊。"我又问："最近有好好休息吗？关节活动多么？"这时候，患者一脸尴尬地说："这个还真没有太注意，最近公司事情比较多，来来回回地跑，我想着痛好些了，就没管太多。"真相大白了：患者关节疼痛缓解了不少，但一直还肿胀，原因可能和关节局部活动太多有一定关系。

那么，痛风患者除了吃药，还有什么需要注意的呢？

关节休息、制动 ▶▶

痛风急性发作的时候，关节红、肿、热、痛非常明显；这时，减少关节活动、适当抬高患肢促进血液回流，有一定的缓解局部肿胀的作用，肿胀减轻了，关节的疼痛感、胀痛感就会有所减轻。所以，痛风急性发作的时候，尤其是累及膝关节和踝关节的时候，最好休息几天，关节肿胀和疼痛缓解了之后，再进行适度的活动。

局部冰敷 ▶▶

痛风急性发作时，关节红肿热痛，究竟是冰敷还是热敷好呢？答案是局部冰敷能减轻患者疼痛程度。这可能与冰敷能降低关节局部温度，缓解关节红、肿、热、痛有关。痛风性关节炎急性发作时，关节局部红肿，皮温升高，所以绝对不可热敷。

不是所有的膏药都能用 ▶▶

外贴止痛膏药是一种方便、常见的止痛方法。但是对于痛风急性发作的患者来说，关节局部大多红、肿、热、痛，因此，切忌外贴那些用了会发热的膏药。而且这些会发热的膏药大多会引起接触皮肤的过敏。因此，我们可以选用那些贴上去有冰凉感的膏药，如氟比洛芬巴布膏等。

切勿推拿按摩 》》》

痛风发作期，能不能局部按摩一下呢？

答案是否定的。因为痛风急性发作的时候，关节局部已肿痛得厉害，推拿按摩反而会进一步加重病情。

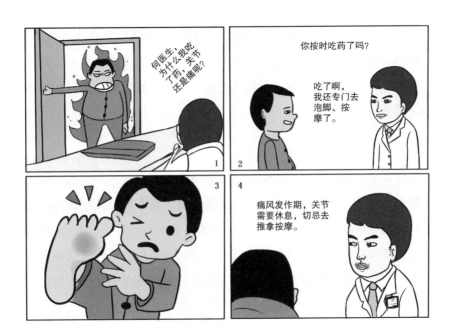

痛风慢性期的治疗——降尿酸

前面已经跟大家介绍了痛风急性发作时，最好在 24 小时内使用消炎止痛药，如非甾体抗炎药、秋水仙碱或糖皮质激素。那是不是关节不痛了就万事大吉了呢？当然不是！痛风治疗的目标是预防痛风性关节炎复发，促进痛风石溶解，慢慢地排空在身体组织里面沉积的尿酸盐结晶，临床上治愈痛风。要达到这个目标，只能通过规范的降尿酸治疗。所以，痛风治疗的关键就是降尿酸。

什么时候开始降尿酸 》》

目前最新的国际、国内的痛风治疗指南推荐：在痛风第一次发作，疼痛缓解 1～2 周后，开始规律使用降尿酸药物，从小剂量开始，逐渐增加到能使血尿酸浓度低于 360 µmol/L，并维持治疗。当然，也有指南推荐，在急性期疼痛有效控制的时候就可以开始规律的降尿酸治疗，这样患者的依从性更好，更容易控制尿酸。因为很多患者在疼痛缓解 1～2 周后，关节完全没事后，就不去医院复诊了；再去就诊时，又是关节疼痛复发的时候了。但是，急性期就开始降尿酸也是有风险的，可能使疼痛反复发作的概率增加。

所以，目前比较一致的观点还是疼痛缓解 1～2 周后开始降尿酸治疗较合适；部分痛风多年的患者，因为疼痛一直持续，也可以在控制疼痛的同时就降尿酸治疗。

常用的降尿酸药物有哪些 》》

在痛风慢性期，降尿酸治疗方法分为抑制尿酸生成与促进尿酸排泄两种。国内外常用的抑制尿酸生成的药物有别嘌醇和非布司他，促进尿酸排泄的药物有苯溴马隆和丙磺舒，还有清除尿酸的尿酸酶。我国最新的痛风诊疗指南指出：对抑制尿酸生成的药物，非布司他的有效性及安全性优于别嘌醇；对促进尿酸排泄的药物，苯溴马隆的有效性及安全性优于丙磺舒；尿酸酶，只有在严重的高尿酸症的时候考虑应用。

传统药物——别嘌醇

别嘌醇是最经典的降尿酸药物，已经使用了近 50 年，目前仍是降尿酸的一线用药。在尿酸产生的过程中，有个叫黄嘌呤氧化酶的"坏东西"，它是尿酸产生的"帮凶"。而别嘌醇就是通过抑制黄嘌呤氧化酶来抑制尿酸生成。生成的尿酸少了，血中的尿酸就降低了。虽然别嘌醇是个经典的降尿酸药，但是它有不少副作用，其中最严重的就是超敏反应综合征。这个副作用与人体内 HLA-B＊5801 基因有关，而很多汉族人都有这个基因。

新秀——非布司他

非布司他是个比较新的降尿酸药物，2009 年在美国上市，在 2013 年进入中国。非布司他跟别嘌醇一样，都能抑制"帮凶"黄嘌呤氧化酶，不同的是，非布司他能相对专一地抑制黄嘌呤氧化酶，而别嘌醇除了抑制黄嘌呤氧化酶，还能作用于其他酶，所以别嘌醇的副作用相对多些。已经有很多研究证实非布司他降尿酸的作用优于别嘌醇。但是，非布司他的价格较别嘌醇高。

搬运工——苯溴马隆

说完抑制尿酸生成的药物，接下来我们一起看看促进尿酸排泄的药物。苯溴马隆是最常用的促进尿酸排泄的药物，它能增加肾脏对尿酸的排泄，使尿酸更多地通过尿液排出体外。对于尿酸排泄减少型的痛风患者，苯溴马隆再适合不过了。但是因为苯溴马隆可促进尿酸排泄，所以会增加肾结石的风险，肾结石患者需要谨慎使用，同时也要注意加用碳酸氢钠碱化尿液，让尿 pH 值维持在 7 左右，多喝水多排尿。

促进尿酸排泄的药物还有丙磺舒，它也有增加肾结石生成的风险，所以使用时也要让尿 pH 大于 6。目前国内临床尚未使用该类药物。

还有一类就是尿酸酶了，尿酸酶可以很快将尿酸降到 0，尿酸酶是静脉给药，可以降解尿酸，所以血清里面的尿酸很快就可以清除了。对于药物引起的尿酸突然升高，如某些肿瘤药物引起的尿酸增高，尿酸酶非常合适。

对于上面介绍的常用的降尿酸药物具体选择哪种降尿酸方案，一定要由医生评估病情后再决定，切忌自行乱吃药。

降尿酸期间，痛风急性发作怎么办 ▷▷

降尿酸治疗的最终目标是将局部组织的尿酸盐结晶溶解到血液中，再通过小便（为主）和大便排出，使血尿酸浓度稳定控制在 360 μmol/L 以下。但是在降尿酸治疗的初期，由于血中的尿酸浓度降低了，关节沉积的尿酸盐溶解到血液中，这个过程会导致痛风急性发作，出现关节红、肿、热、痛。这也是病友们一降尿酸就会关节痛的原因。

那么，在降尿酸期间，痛风急性发作该怎么办呢？在刚刚开始降尿酸的初期，就需要服用小剂量的非甾体类抗炎药或者小剂量的秋水仙碱，这样能有效降低痛风急性发作的次数和强度。同时，降尿酸的治疗不要停止，继续降尿酸并加强止痛，这样才能够保证尿酸稳定下降，痛风真正地被控制。

传统的别嘌醇

曾经在ICU会诊过一个患者，全身大面积皮肤破溃、感染，最后九死一生地活下来了。导致这一切的，居然是一个药——别嘌醇。别嘌醇这么常用，怎么可能有这样严重的副作用，甚至引起生命危险呢？下面就和大家讲讲别嘌醇。

别嘌醇是什么 》》

在痛风慢性期降尿酸治疗中，别嘌醇作为传统的抑制尿酸生成的降尿酸药，已经使用了将近50年。别嘌醇能抑制黄嘌呤氧化酶，抑制尿酸生成，发挥降尿酸的作用（图3）。

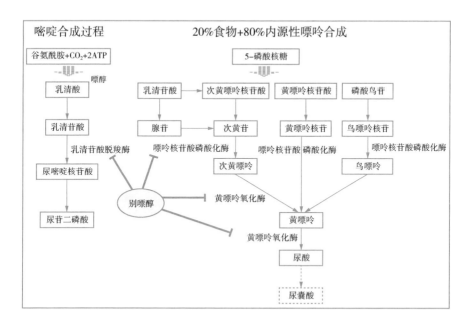

图3　别嘌醇作用靶点

别嘌醇常用于治疗原发性和继发性高尿酸血症，尤其是尿酸生成过多者。此外，别嘌醇也能用于治疗痛风反复发作或慢性痛风，痛风石及尿酸性肾结石，还能用于治疗尿酸性肾病，及伴有肾功能不全的高尿酸血症。别嘌醇以其确切的降尿酸疗效一直被大多数痛风治疗指南列为一线用药。同时，别嘌醇价格便宜，一个月花几块钱就可以有效地降低尿酸，对于广大患者来说，确实是一个非常不错的选择。

如何使用别嘌醇 》》

别嘌醇的使用剂量应根据个人耐受情况进行调整，从初始剂量 50 mg 每天 1 ～ 2 次，逐渐递增至有效剂量，最大剂量一般不超过每天 600 mg。别嘌醇是口服剂型，服药后 2 ～ 6 小时就达到最高血清浓度，吃进去的别嘌醇主要在肝脏代谢，然后经由肾脏通过尿液排泄。

别嘌醇的不良反应 》》

既然别嘌醇这么好，为什么门诊很多患者内心抗拒别嘌醇呢？这是因为他们大多担心别嘌醇的胃肠道反应及肝肾功能损害。别嘌醇的说明书表明，肝肾功能不全患者及老年人应谨慎用药，并应减少用量。不过对于这些不良反应，无需过于担心，因为在使用别嘌醇降尿酸治疗的过程中，医生会定期监测，而且用药也是从小剂量开始逐渐加大，即使出现了肝肾的副作用，一般来说及时停药都不会有太大的问题。

让我们真正担心的是别嘌醇导致的超敏反应综合征。这个不良反应严重起来是要命的！超敏反应综合征的诊断标准包含主要诊断标准和次要诊断标准。主要诊断标准：肾功能损害，急性肝功能损害，皮疹，多形红斑，中毒性表皮坏死松解症或剥脱性皮炎；次要诊断标准：发热，嗜酸性粒细胞增多，白细胞增多。其中，最严重的就是中毒性表皮坏死松解症，全身皮肤出现大量水疱，脱落，就像被开水烫了一样，死亡率较高。

更可恶的是，超敏反应综合征并不是一服药就会过敏，而是在连续用药过程中突然发生的迟发性过敏反应。所以并不是以前用过别嘌醇，现在就不会有超敏反应综合征风险了。研究证明，别嘌醇超敏反应综合征的发生与 HLA-B * 5801 基因有关，中国人 HLA-B * 5801 基因阳性率很高。痛风患者可以通过 HLA-B＊5801 基因检查，来选择是否用别嘌醇降尿酸。HLA-B＊5801 基因检测阴性只能说明出现超敏反应综合征的风险相对较低，并不能完全排除其风险。

使用别嘌醇的注意事项 》》

在降尿酸过程中，别嘌醇抑制尿酸生成，使血和尿中的尿酸浓度降低到溶解度以下，使组织局部尿酸盐溶解，这个过程可能诱发痛风急性发作，因此可加用消炎止痛药一起降尿酸。同时别嘌醇与促进尿酸排泄的药物联合使用，可加强降尿酸的作用。别嘌醇与抗生素氨苄西林一起使用时，会增加发生皮疹的风险。与硫唑嘌呤一起使用时，会增加硫唑嘌呤在体内的浓度，容易出现骨髓抑制等不良反应。别嘌醇还会升高茶碱、环孢素以及华法林的浓度，在联合使用相关药物的时候需谨慎。

总之，传统的别嘌醇降尿酸效果确切，是各大痛风治疗指南推荐的一线用药。但由于超敏反应综合征的风险，也影响了别嘌醇的临床使用。因此，可以在使用别嘌醇之前先做 HLA-B＊5801 基因检测，来有效监测超敏反应综合征的风险。如果患者属于低风险，那么就可以在医生指导下使用别嘌醇降尿酸，同时定期检查血象及肝肾功能。

天天博士小贴士

别嘌醇降尿酸效果好，价格便宜，但是需要注意必须检查 HLA-B＊5801 基因，以及定期复查肝肾功能，防止药物的副作用。

新秀非布司他

"江山代有才人出，各领风骚数百年。"针对高尿酸血症，在降尿酸的舞台上有一颗冉冉升起的"新星"——非布司他（非布索坦）。这颗"新星"于 2009 年在美国完成"首秀"，在 2013 年才登上中国舞台。作为降尿酸的新秀，非布司他在高尿酸血症的治疗中发出耀眼的光芒。

非布司他是什么 ▶▶

非布司他是一种选择性黄嘌呤氧化酶抑制剂。黄嘌呤氧化酶是尿酸产生的"帮凶"，它可以帮助次黄嘌呤转化为黄嘌呤，进而促进黄嘌呤转化为尿酸。而非布司他正是通过阻止黄嘌呤氧化酶"助纣为虐"，从而减少尿酸产生。此外，非布司他不会减少尿酸产生原材料——嘌呤的合成，也不影响正常人排出尿酸、黄嘌呤及次黄嘌呤。可见，非布司他就是通过抑制尿酸生产，从源头上降低尿酸浓度，进而发挥降尿酸的作用（图 4）。

非布司他疗效优于别嘌醇，且非布司他的副作用较别嘌醇少。

非布司他降尿酸疗效优于别嘌醇 ▶▶

非布司他的 II、III 期临床试验发现，服用非布司他 40 mg/天降尿酸的作用略优于别嘌醇 300 mg/天治疗组，而服用非布司他 80 mg/天时降尿酸疗效更好。在降尿酸治疗早期，增加非布司他的剂量到 120 mg/天会增加痛风急性发作的次数。延长降尿酸治疗时间不仅能减少痛风急性发作，而且能缩小痛风结石。

此外，对于痛风发作少于等于 2 次的痛风早期患者，使用非布司他 40 mg/天进行降尿酸治疗 2 年，不仅能降低痛风发作的频率，还能改善早期痛风患者 MRI 上滑膜炎的严重程度。

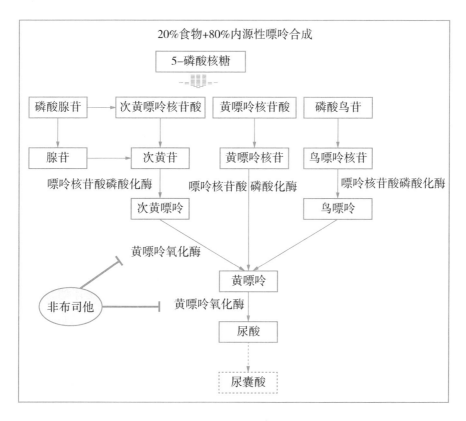

图4 非布司他作用靶点

非布司他需要在专业医生指导下使用 ▶▶▶

非布司他具有较强的降尿酸作用，但在用药早期会有引起痛风急性发作的可能。为了预防服用非布司他过程中引起痛风发作，可同时加用小剂量的止痛药（秋水仙碱或非甾体类抗炎药）。

非布司他对肝功能的影响与别嘌醇差不多，并且与服用非布司他的剂量没有明显关系。有肝功能损害的患者，在使用非布司他的时候需要在专科医生指导下使用。

在肾功能方面，非布司他可用于轻中度肾功能不全的患者，但需要专科医生指导下使用。

另外，关于非布司他心血管风险的相关研究由来已久，非布司他是否具有更高的心血管风险的结论仍在研究中。

总之，非布司他需要在医生评估及管理下使用，尤其是针对肝肾功能有问题，或者有心血管疾病的患者。

非布司他与其他药物的相互影响 》》

非布司他不能与常见的免疫抑制剂硫唑嘌呤同时服用，因为会容易导致硫唑嘌呤浓度显著升高，从而出现中毒、骨髓抑制的问题。

总的来说，非布司他降尿酸效果比别嘌醇好，没有严重的毒副作用，痛风伴有轻中度肾损害的患者也可以正常使用。多项临床研究结果都提到使用非布司他长期治疗，不仅能持久降低血尿酸水平，还能减少痛风急性发作频率、缩小痛风结节。因此，非布司他也是一个可以长期使用的药物。

针对非布司他的一些不良反应，只要经过风湿科医生预先评估，合理用药，定期检查，可保证非布司他安全地发挥降尿酸的作用。在非布司他降尿酸的过程中联用秋水仙碱等药物进行预防性的抗炎治疗，则可以有效降低痛风急性发作的风险。至于非布司他的心血管风险，对于大多数患者来说不用担心，但是对于既往有严重心血管疾病尤其是心血管疾病控制不佳的患者，建议谨慎使用。

天天博士小贴士

非布司他和别嘌醇都是抑制黄嘌呤氧化酶，从而抑制尿酸生成；但是非布司他更"专一"，副作用尤其是发生严重的过敏反应的副作用相对来说比别嘌醇少；降尿酸效果也更好。但是如何选择降尿酸药物，仍需要在风湿免疫科专科医生指导下完成。

"搬运工" 苯溴马隆

前面介绍了抑制尿酸生成的药物，下面认识一下促进尿酸排泄的药物。套用一句耳熟能详的广告词，"我们不生产尿酸，我们只是尿酸的搬运工"，这里的"我们"就是促尿酸排泄药苯溴马隆和丙磺舒。

尿酸如何被搬运 ▶▶

人体内尿酸主要经肾脏以尿液方式排泄，一小部分经消化道通过大便排泄。在肾脏，尿酸经肾小球滤过、近端肾小管重吸收、分泌、分泌后再吸收，后经尿液排出。其中90%的尿酸被肾小管重吸收，大部分剩下的尿酸就随尿液排出体外了，所以，肾小管重吸收回血液的尿酸增多是血清尿酸高的重要原因。

那么，尿酸是怎么被重吸收回血液的呢？

简单地说，尿酸是通过肾小管上皮细胞上的尿酸转运蛋白被"抓回体内"。而苯溴马隆可以通过阻止这个过程，使尿酸更多地被搬运到体外，来降低血清尿酸水平。

尿酸搬运哪家强？苯溴马隆来帮忙 ▶▶

在美国，使用最广泛的促尿酸排泄药是丙磺舒，而中国痛风诊疗指南建议使用苯溴马隆来促进尿酸排泄，进行降尿酸治疗。一些研究发现，苯溴马隆可能比丙磺舒安全。那与抑制尿酸生成药别嘌醇相比呢？

研究发现，苯溴马隆降尿酸效果优于别嘌醇。

苯溴马隆对尿酸转运蛋白有显著的抑制作用。正如苯溴马隆的说明书中所写，苯溴马隆适用于治疗原发性高尿酸血症，痛风性关节炎间歇期及痛风结石等。降尿酸治疗时，苯溴马隆最适用于尿酸排泄减少型（24 小时尿酸排泄小于 600 mg）的患者。换句话说，对于那部分因为尿酸排出过少引起高尿酸血症的患者，我们应该优先考虑苯溴马隆。

使用苯溴马隆的注意事项 ▶▶

苯溴马隆是一种口服药，一般用量为 50～100 mg/天，90% 以上通过胆汁和粪便排泄，少量经肾脏排泄，药物本身不太会增加肾脏的负担。但苯溴马隆通过抑制肾脏重吸收尿酸，使更多的尿酸溶解在尿液中，如果不及时排尿，可能会增加泌尿系统结石的风险。因此，指南建议有重度肾功能损害者及有尿酸性肾结石的患者应谨慎使用苯溴马隆降尿酸。使用苯溴马隆时，患者应多喝水，每天 2～3 L，来增加尿量。苯溴马隆的药品说明书中推荐早餐后服药，也是为了有更充足的时间来喝水、排尿，带走尿酸盐，或通过白天的活动加速尿酸的排泄。此外，使用苯溴马隆时需要加用碱化尿液的药物，如碳酸氢钠（小苏打），以进一步帮助排泄尿酸。

同抑制尿酸生成的药物一样，苯溴马隆在降尿酸的过程也可能引起痛风急性发作。所以，在用药的早期，苯溴马隆的用量要小，同时也要在医生指导下加用秋水仙碱或非甾体抗炎药预防痛风急性发作。

苯溴马隆已经上市 40 余年，治疗过程中偶尔会出现恶心呕吐、腹胀腹泻等胃肠道反应，仅有个别国外的报道提到苯溴马隆有严重的肝脏损害，但发生率非常低。如果出现上述症状，要及时报告医生，进行处理。

天天博士小贴士

苯溴马隆——尿酸的头牌搬运工，是目前使用很广泛的降尿酸药物。跟抑制尿酸生成的降尿酸药相比，苯溴马隆的降尿酸效果毫不逊色。

"神药"尿酸酶，尿酸真的没！

尿酸酶的降尿酸效果很强，可以把尿酸降到 0，就像"神药"一般。

其实，这个尿酸酶就是我们前文讲的人类祖先在进化的时候丢掉的东西。

尿酸酶的故事 》》

在哺乳动物体内，存在一种内源性尿酸氧化酶，即尿酸酶。尿酸酶首先在牛的肾中被发现，随后在植物、真菌中也被发现。尿酸酶可以将尿酸转化成更易溶解的尿囊素，所以更易被排出体外。但是，人类在进化的过程中逐渐丧失了合成这种尿酸酶的能力，所以人体嘌呤只能以尿酸的形式排出，而其他哺乳动物则可以将尿酸转化成更易排出的尿囊素排出体外，这也是人类易患高尿酸血症和痛风的部分原因。

药物尿酸酶主要是 2001 年首先于德国和法国上市的拉布立酶，是一种重组黄曲霉尿酸酶，从黄曲霉的发酵液中提取获得，尿酸酶与聚乙二醇相结合，形成经修饰后的哺乳动物尿酸酶，因为这样可以增强稳定性，消除或降低免疫原性，最重要的是延长半衰期，从本质来说，这种属于胃肠外给药的生物制剂，可以使得血尿酸快速、显著地下降。在临床试验中，初始剂量的聚乙二醇重组尿酸酶可以使血清尿酸在 24 小时内降低至 30～60 μmol/L。聚乙二醇重组尿酸酶的治疗可使痛风石迅速减小并耗竭体内尿酸盐储备，在美国，获批的聚乙二醇重组尿酸酶仅仅用于治疗一小部分难治性痛风患者，取得可喜的试验结果。美国风湿病学会在 2005 年度会议上发布杜克大学研制的聚乙二醇重组猪尿酸酶结合物经二期临床试验证明，可用于常规疗法禁忌或常规疗法无效的严重痛风患者。难治性痛风是以严重致残性痛风为特征，常伴有明确的合并症而使常规降尿酸药物成为禁忌或治疗无效，所以，聚乙二醇重组尿酸酶有可能成为未来严重痛风石患者治疗的特效药（图5）。

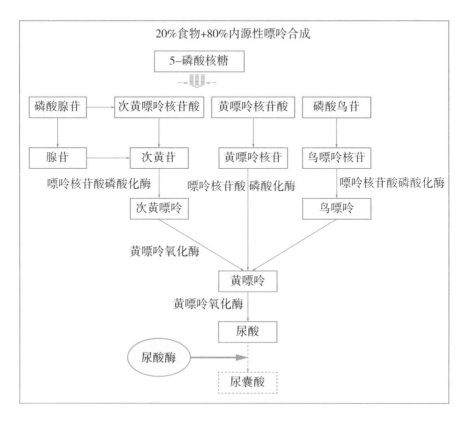

图5 尿酸酶作用靶点

疗效如此显著，为什么没有大众化

聚乙二醇重组尿酸酶治疗最常见的严重不良事件是过敏反应，发生率约为7%。某些使用此药的患者可能形成抗聚乙二醇重组尿酸酶抗体（主要是免疫球蛋白IgM和IgG与聚乙二醇相结合），一旦有抗体形成，就可能会导致治疗失败，血尿酸水平非但不降，反而增加，甚至超过420 μmol/L。这类患者相对来说也更容易出现过敏反应。更糟糕的是，在临床研究中发现，即使过敏症状一出现，立即给予包括抗组胺剂和糖皮质激素在内的预防治疗，2小时内还是经常会见到患者的过敏反应，比如荨麻疹、呼吸困难、胸部疼痛、红斑、瘙痒，甚至是输液反应，还可能出现痛风复发。另外，有研究发现，聚乙二醇重组尿酸酶有引发充血性心力衰竭加重的风险。聚乙二醇重组尿酸酶对生育或妊娠群体的影响尚未见报道，是否会经乳汁分泌也未知，目前不建议哺乳期女性使用。聚乙二醇重组尿酸酶还可导致溶血和高铁蛋白血症的风险增加，所以体内缺乏葡萄糖-6-磷酸脱氢酶的患者，也就是蚕豆病患者禁用。

尿酸酶家族"新星" ▶▶

说完上面这些，想必大家对这个"神药"是又爱又恨了吧。除了拉布立酶，国内还未上市的普瑞凯希，结构类似于猪尿酸酶，已在美国上市。在可耐受的情况下，普瑞凯希可用于治疗严重、传统药物治疗无效的慢性痛风，并能有效减少痛风石的形成，不过国内医生尚无使用经验。还有一颗"新星"——Pegsiticase，它是一种从阮假丝酵母中提取的与聚乙二醇结合的重组尿酸酶。同拉布立酶一样，这个药也有过敏反应的风险。

尿酸酶的未来 ▶▶

尽管目前尿酸酶在治疗上存在不足，但在严重的难治性痛风患者中，很明显，除了尿酸酶，似乎并没有更好的选择了。近日看到一些临床病例，部分患者通过6个月普瑞凯希治疗后血尿酸降至正常，并能够长期安全使用。希望通过科学家们的不断努力，尿酸酶有一天能成为痛风患者的新福音，成为高尿酸血症的终结者！

碱化尿液的小苏打

常有患者问我："何医生，为什么每次我来开药时，您都要问我还有没有碳酸氢钠呢？那不就是小苏打吗？吃这个跟治痛风关系很大吗？还不如直接在饭菜里下点小苏打粉呢！省得吃那么多药片了。"

那么，下面我们就来深入认识一下性价比很高的小苏打。

小苏打的"简历"

碳酸氢钠片，俗称小苏打，是高尿酸血症和痛风患者常备的药物。碳酸氢钠呈碱性，对于尿中的尿酸有着一定的中和作用，在痛风治疗中，碳酸氢钠的主要任务是碱化尿液。

正常人的尿呈弱酸性，pH 为 6.0 左右。当尿的 pH 为 6.75 时，90% 以上的尿酸为游离形式；但当 pH 降至 4.75 时，90% 以上的尿酸就以结合状态出现在尿液中，而恰恰是这种结合形式的尿酸盐，可以沉积在肾实质中，堵塞尿道，或形成结石，从而影响以及损害肾脏功能。碳酸氢钠可以碱化尿液，使得尿 pH 维持在正常范围内，使尿酸呈游离形式，避免尿酸的沉积或结晶。

万事均有两面性

那么，长期服用小苏打，会不会过度纠正尿液 pH？是不是每个痛风患者都需要服用碳酸氢钠？

并不是所有尿酸高的人都需要碱化尿液，不是所有尿酸高的人都可以吃小苏打，随意吃小苏打等碱性药物。如果尿液 pH 大于 7，超出正常范围，反而易形成一些草酸钙结石或其他类型的结石，对于高尿酸血症和痛风的治疗有害无利。所以，尿酸高的人，需要在医生指导下，通过尿常规等检查，由医生决定是否需要碱化尿液。在碱化尿液过程中，也需要监测尿液 pH，根据尿液酸碱度和尿酸水平调整药物。碳酸氢钠与胃酸中和，产生大量二氧化碳，从而引起嗳气等不适，也有部分患者曾出现过胃痛、胃灼热感（烧心），严重的将会导致碱血症，而且碳酸氢钠中的钠离子可能会影响血压。所以，虽然碳酸氢钠易得，价格低，但是切忌随意乱吃。

碱化尿液：唯有碳酸氢钠？ >>>

那么，是不是在碱化尿液这条路上，小苏打独霸一方了呢？当然不是，可以用来碱化尿液的药物还有枸橼酸氢钾钠颗粒。

枸橼酸氢钾钠主要用于溶解尿酸结石和防止新结石的形成。枸橼酸进入体内后会形成枸橼酸根，与尿液中的钙离子形成高度可溶的枸橼酸钙，可以随着尿液排出体外，从而降低尿液中的钙离子浓度，形成结石的可能性降低。另外，枸橼酸根还可以抑制草酸钙晶体的生长，有防治尿结石的功效。所以，枸橼酸氢钾钠颗粒的作用是溶石，目的是使结石易于排出。所以，该药更适用于需要限制钠盐摄入的心功能不全患者和高血压患者。它的不良反应主要是偶有轻度胃肠道不适。但需要注意的是：在第一次使用该药之前一定要检查肾功能和血清电解质，因为枸橼酸氢钾钠不能用于急性或慢性肾衰竭患者，由于这类患者肾脏排掉钾离子的能力本身就不足，容易引起高钾血症等代谢紊乱。当然，枸橼酸氢钾钠的价格是小苏打的数十倍，患者可根据情况选择。

总之，虽然碳酸氢钠和其他碱化尿液的药物在痛风治疗中只是承担着"援军"的角色，但千万不要认为"便宜没好药"，小小一片小苏打，辅助治疗不可少。

痛风治疗中，除了使用降尿酸的药物，还要用到一些辅助降尿酸的方法。

戒烟

无论是主动吸烟还是吸二手烟都是痛风的危险因素。有研究发现，周围人经常吸烟者比周围人偶尔吸烟者发生痛风或高尿酸血症的风险高35%；周围人偶尔吸烟者比周围人几乎不吸烟者发生痛风或高尿酸血症的风险高35%。

限酒

已经有大量研究发现，任何类型的酒精（啤酒、白酒、黄酒、洋酒、甚至是红酒）都会增加痛风发作的风险。长期喝酒的人比不喝酒或者偶尔喝酒的人更容易得痛风。

减肥

肥胖是痛风的独立危险因素。我们常用身体质量指数〔BMI，即体重（kg）／身高 m^2〕来衡量人的胖瘦程度，大于等于 18.5 且小于 24 为正常；小于 18.5 为体重过轻，大于等于 24 且小于 28 为超重，大于等于 28 为肥胖。研究证明，BMI 越高，痛风发作的风险越大。

不吃高嘌呤食物

尿酸是嘌呤代谢的产物，所以高嘌呤食物是体内尿酸的重要来源，这类食物主要包括肉和海鲜等。大量食用肉类、动物内脏、贝壳是痛风发病的危险因素。

避免剧烈运动或突然受凉

运动和受凉看着好像跟痛风发作没什么关系，其实关系大着呢。剧烈运动能诱发痛风发作。而对于女性患者来讲，突然受凉是痛风发作的第二位诱因。同样，对男性而言，突然受凉也能诱发痛风发作。

少喝富含果糖的饮料

果糖也能增加痛风的风险。而目前超市、便利店很多饮料都含有大量果糖，这可能是导致我们很多青少年出现高尿酸血症和痛风的重要原因之一。所以，还是尽量少喝饮料为好。

多喝水

前面介绍过"多饮水多排尿，降尿酸效果妙"。研究发现，喝水太少是高尿酸血症和痛风的危险因素。每天饮水量大于2.5升的痛风患者比饮水量小于1.5升的痛风患者血尿酸降低更为显著，关节红肿疼痛的症状改善得也更明显。另外，新鲜的果汁含有的维生素C已经被证实具有一定的降尿酸的作用。

多吃乳制品及新鲜蔬菜

经常吃新鲜蔬菜和富含蛋白的乳制品（如脱脂的牛奶、酸奶）对痛风发病有保护作用。

规律饮食与作息

规律饮食与作息才能更好预防痛风发作。研究发现，饮食、作息不规律的人比饮食、作息规律的人发生痛风或高尿酸血症的风险高1.6倍。此外，劳累也会增加痛风发作的风险。经常疲劳的人比偶尔疲劳的人发生痛风或高尿酸血症的风险高40%，偶尔疲劳的人比很少疲劳的发生痛风或高尿酸血症的风险高40%。所以，痛风患者要注意休息，避免过于劳累。

规律锻炼

研究发现，痛风患者规律运动后BMI、血尿酸都显著降低，痛风发作次数也大大减少。

上面介绍的这些方法都有辅助降尿酸的作用，同时一定要在医生指导下规律服用降尿酸药物治疗。

痛风石的治疗

　　痛风性关节炎的发展有三个阶段：首先是无症状性高尿酸血症，多为体检时发现血尿酸升高，但无关节肿痛；其次是在喝酒、吃火锅等刺激下，痛风性关节炎急性发作，出现膝盖、脚踝、大脚趾头等关节红肿热痛；最后是进入慢性多关节性痛风期，常伴有明显的痛风石形成。从痛风关节炎首次发作起，10年后大部分患者仅有少量尿酸盐晶体沉积，20年后72%的患者出现痛风石。但是也有部分患者在痛风发作几年内就出现了多个部位的痛风石。

　　痛风石沉积的速度与高尿酸血症的程度及持续时间有关，而控制血尿酸浓度就是预防痛风石沉积的关键。尿酸清除的速度慢于尿酸产生的速度就会形成痛风石，如果不及时治疗，尿酸浓度持续升高，尿酸盐就会沉积在身体的很多地方，如关节表面的软骨、滑膜、肌肉的肌腱等，出现关节、肌肉、耳廓等部位肿大，甚至凸出皮肤，最终引起骨头的破坏、关节畸形。这就是2%的患者在痛风首次发作20年后出现严重残疾的主要原因。肿大的痛风石常凸出皮肤，使凸起的皮肤变薄，一旦出现摩擦、受压、受冻、创伤等情况致皮肤破裂后，就可看到白色糊状尿酸盐结晶混合物流出，且痛风石破溃后往往会引起伤口感染（图6）。

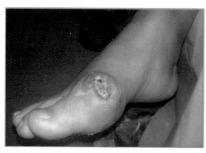 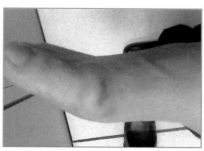

痛风急性发作，局部痛风石破溃　　　　　　规律治疗半年后，局部痊愈

图6　痛风治疗前后

血尿酸浓度越高，高尿酸血症或痛风病程越长，发生痛风石的概率就越大。如果在彩超检查未发现肾结石、皮肤表面也未发现凸起的痛风石的时候，就开始积极降尿酸治疗，严格控制血尿酸浓度到 360 μmol/L 以下，那么，恭喜你，你可能还没有痛风石沉积，即使有也有希望能溶解掉痛风石。因为此时尿酸盐沉积的量较少，还没与周围的组织细胞聚在一起，形成的痛风石内尿酸盐结合得不紧密，较容易溶解到血液，通过尿液排出体外。

如果痛风石"由来已久"，痛风石很多、很大、很硬，那么，降尿酸治疗的时间可能要很久，一定要坚持治疗！如果关节间隙、肌腱附近因为痛风石填充出现关节疼痛、无法运动；如果肾脏、输尿管因为痛风石堵了、痛了，这些情况下单纯的降尿酸治疗往往效果不佳，只能考虑手术取石、碎石。但并不是所有的痛风石都适合手术，而且是手术就有创口，而尿酸盐是弱酸性的，还会影响创口愈合。有些痛风患者手术后不痛了、能动了，就不注意了，这是大错特错的，因为痛风石的形成是个动态的过程，手术只能治标不治本，更何况手术也不能把所有痛风石都清理干净。所以，最基本的治疗还是要规律地降尿酸。

其实，最有效治疗痛风石的方法还是预防。预防的关键在于规律的降尿酸治疗。如我们前面介绍的那几种常用的降尿酸药物，在医生指导下使用合适的药物将血尿酸水平长期维持在尿酸盐的溶解度以下，这才是事半功倍的方法。

需要特别指出的是，不经过治疗的痛风石是不会自己溶解的，只会越变越大，越变越多。对于痛风石，不能存有侥幸心理，必须积极降尿酸治疗，坚持低嘌呤饮食，适度运动，同时要注意痛风石表面皮肤的保护，避免创伤、反复摩擦、以及烧伤、烫伤和冻伤。

痛风合并糖尿病

　　曾经有一次在广东省郁南县出诊时，有个患者拿着自己的检查报告对我说："何医生，我是一名痛风患者，同时也患有糖尿病，以前血糖都控制得很好，但是因为我们这里没有专门的风湿免疫科，所以没有正规降尿酸治疗，尿酸一直控制得不太稳定，最近关节痛发生的频率很高，而且血糖也不稳定了，空腹和餐后血糖都很高。"我仔细询问了病史，看了既往检查结果，尿酸很高，最高为 726 μmol/L；一直服用二甲双胍治疗糖尿病，基本稳定，但最近一次空腹血糖确实很高，到了 12.8 mmol/L。再进一步仔细翻看病历后，终于找到了血糖不稳定的原因：患者近期多次发作痛风，疼痛比较剧烈，秋水仙碱效果不佳，乡镇医院医生给他多次口服或注射了激素，而激素就是血糖升高的"罪魁祸首"。

　　痛风和糖尿病是一对"难兄难弟"，经常你中有我，我中有你。近几年，痛风合并糖尿病的病例屡见不鲜。糖尿病是一组以高血糖为特征的代谢性疾病。高血糖则是由于胰岛素分泌缺陷或其生物作用受损，或两者兼有引起。糖尿病时长期存在的高血糖，会导致各种组织慢性损害、功能障碍，特别是眼、肾、心脏、血管、神经组织。据报道，2%～50% 的糖尿病患者合并高尿酸血症，根据糖耐量异常的不同诊断标准，7%～74% 的痛风患者合并糖耐量异常。痛风合并糖尿病，俗称"糖痛病"，属于代谢综合征。高尿酸血症与胰岛素抵抗程度密切相关，从而也为治疗增加了难度。

都是嘴馋惹的祸

　　随着近年人们生活水平提高，天上飞的、地上跑的、水里游的，能吃尽吃，饮食比例严重失衡，"膳食金字塔"早就被抛于脑后，富含嘌呤及热量偏高的食物更为很多人钟爱，结果便是糖代谢及嘌呤代谢的紊乱，于是血尿酸升高了，血糖也升高了。这两种疾病患者的体型大多偏胖，饮酒过多、运动过少等一系列高危因素使得代谢紊乱进一步加重，因此也被称为"富贵病"。

丢不掉、甩不脱的基因 ▶▶

痛风和糖尿病都具有遗传倾向。痛风是多基因常染色体显性遗传，有10%～25%的痛风患者有家族史。具备糖尿病家族史的人群，其糖尿病患病率显著高于家族史阴性人群，而父母都有糖尿病者，其子女患糖尿病的概率是普通人的 15～20 倍。

年轻化与急剧高发趋势 ▶▶

据统计，从 1998 年至 2008 年，高尿酸血症发病率从 10.10% 一路飙升到 17.90%，而痛风也相应从 0.34% 跨越至 2.00%，预计到 2020 年，痛风人数可能达到 1 亿人。目前，痛风已经被评选为仅次于糖尿病的第二位代谢类疾病。国际糖尿病联合会估计，2035 年全球糖尿病患者将上升到 5.92 亿人。在中国，糖尿病的患病率迅速增加，已跃居世界第一，达到 11.60%，糖尿病作为一种慢性多发疾病逐渐成为全球关注的重点卫生问题。有研究显示，我国痛风患者平均年龄为 48.28 岁（男性为 47.95 岁，女性为 53.14 岁），逐步呈现出低龄化趋势。同样，糖尿病近几年也开始盯上年轻人。

糖尿病、痛风一起以肾脏为主要攻击对象，致使肾功能下降，排泄减少，体内滞留尿酸增加，代谢紊乱，周而复始，形成恶性循环，病情加重。所以在选择治疗方案时，还需要综合考虑，同时治疗。

管住嘴——均衡饮食

"管住嘴"说起来简单，做起来可真是不容易。

那么，怎样才能"管住嘴"？首先，一进超市，眼神可得专注于低嘌呤、低糖、低热量、低盐低脂食品，本书后面的相关章节会详细描述这类食品的相关知识。其次，多饮水，每日饮水量在 2 500 mL 以上，多维生素、多矿物质、多纤维素，提倡戒烟、戒酒。

迈开腿——适当运动

保持每周 3～4 次 30 分钟以上的中等强度运动，比如快走与慢跑、太极拳与剑道等，肥胖者应减轻体重，尽量保持在正常范围。但是，痛风急性发作期，运动应该暂停，不然不仅关节疼痛不容易缓解，还会加重病情。

良好心态——半剂良方

身心健康才是真正的健康。对于疾病过于担忧，精神上被压垮了，即使药物到位，病情好转的速度也会有所影响。良好的心态就是面对现实，适度乐观，一边规范治疗，一边正常生活。这也是生活中有些癌症患者能生存时间比预期更长的部分原因。

药物治疗 》》

不同于单纯痛风患者，合并糖尿病的患者，在用药时同时降尿酸与血糖是最基本原则，选用一种药的同时对于治疗另一种病不能产生不利影响。治疗痛风的药物主要分为两大类，一类是控制痛风性关节炎急性发作，另一类是降尿酸。控制痛风性关节炎发作的主要有秋水仙碱、依托考昔等非甾体抗炎药酸钠以及糖皮质激素等，目前暂未发现前两种药对于糖代谢的影响，而激素会导致血糖升高。所以合并有糖尿病的患者，在使用激素的时候，需要密切监测血糖，使用时间也通常不能超过 1 周。降尿酸的药物：一是抑制尿酸生成，如别嘌醇、非布司他；二是促进尿酸排泄，如苯溴马隆、丙磺舒等。这些目前认为都不干涉糖代谢通路。

那么，降糖药物对于痛风治疗有何影响呢？胰岛素可促进尿酸合成，可能诱发急性痛风性关节炎发作，但它是体内本身就存在的激素，增加尿酸的作用可以忽略不计。磺脲类降糖药以肾功能损伤"出名"，所以临床上很少用于痛风合并糖尿病患者，但格列喹酮可例外，因为其肾脏副作用极轻微。双胍类降糖药容易引起乳酸堆积，从而阻碍尿酸分泌，减少尿酸排泄。

总而言之，"糖痛病"患者需要兼顾血糖和血尿酸两个方面的治疗，需要在医生的指导下合理用药，科学治疗。

痛风合并高血压

　　曾经在门诊遇到一位老大爷，他说："何医生，我是一个老痛风了。最近吃了儿子从国外带回来的说是治疗痛风的'神药'，效果很好，吃了2次关节就完全不痛了，但是头晕得厉害，我平时有高血压，是不是有啥问题啊？"我仔细看了老大爷的"神药"，发现地塞米松、双氯芬酸果然在列。痛风的两个"杀器"（激素和非甾体抗炎药物）都用上了，止痛效果当然好，但是这些药物都可能对血压有影响，所以，老大爷的头晕可能是因为血压的问题。不出所料，量完血压，185/108 mmHg，老大爷自己也吓了一跳。和他详细解释了一番后，他表示不再盲目地使用"神药"了。

　　痛风合并高血压临床较为常见。

　　全球10亿高血压患者（中国2亿），其中大多数患者需要立即进行干预，且全球每年有接近710万人因血压过高而过早死亡。只要三次非同日测量，收缩压高于140 mmHg或舒张压高于90 mmHg就是高血压病，这是临床上常见的一种心血管疾病，其低诊断率、低治疗率、低控制率给治疗增添了困难。

　　据报道，22%～38%的未经治疗的高血压患者合并高尿酸血症，而当患者接受利尿剂治疗及合并肾疾病时，该比例可上升至67%。高尿酸血症可能是青年男性患高血压的潜在威胁，1/4～1/2的典型患者合并高血压。所以有人说，高血压病与痛风也是一对"难兄难弟"。

　　引起高血压的因素比较多，而食盐摄入量超标是已明确的重要危险因素。因此，世界卫生组织（WHO）建议每天食盐摄入量应小于5 g，我国规定以6 g为上限，可大多数人的饮食中食盐摄入量远远超过了这个量。因此，需要改变饮食习惯，坚持清淡饮食，同时也要避免高胆固醇食物，如动物肝脏、鸡蛋黄，因其引起的高脂血症会加重高血压的进展。

很多高血压用药都会影响尿酸的生成与排泄，若控制不佳，甚至可诱发或加重痛风以及高尿酸血症；但是也有一些降血压药物，不仅能够降压，还有降尿酸的作用。

（1）血管紧张素Ⅱ受体拮抗剂。不少高血压患者都用过氯沙坦，该药可抑制肾小球远曲小管对尿酸的重吸收而促进其从体内排出，既可以降压，也可降低血尿酸水平。用于降压剂量的氯沙坦可使血尿酸水平平均下降约9%。

（2）血管紧张素Ⅰ转换酶抑制剂。有学者认为，该药可使尿酸排泄减少，这类药物主要有卡托普利、依那普利等。近几年也有报道这类药物与痛风危险度上升可能有关系。

（3）钙离子拮抗药（CCB）。该药对血尿酸也有影响。大量临床资料显示，长期服用硝苯地平可明显导致血尿酸升高，而尼群地平对血尿酸影响稍小，氨氯地平、左旋氨氯地平对血尿酸几乎无影响。2009年的《心血管疾病合并高尿酸血症诊治专家共识》指出，硝苯地平可阻止尿酸排泄，长时间应用可导致血尿酸增高。2011年中华医学会风湿病学分会的《原发性痛风诊断和治疗指南》又指出，氨氯地平通过增加尿酸清除等机制，兼具较弱的降血尿酸作用，可作为首要选择。

（4）β受体阻断药。β受体阻断药中，如普萘洛尔，可阻碍尿酸排泄，升高血尿酸作用也较明显；但美托洛尔对尿酸的影响很小，一般不会使血尿酸升高。

（5）利尿剂。"速尿"，即呋塞米，是一种常见的强效利尿药，常用于多种疾病引起的水肿，如心力衰竭、肝硬化水肿等，也是一类降压药。然而，有一部分患者在使用"速尿"后，尿酸值明显增高。呋塞米会通过加强尿酸的重吸收和抑制排泄导致血管尿酸升高，如得不到及时治疗，还可能诱发痛风。因此，患有痛风病的人群应慎用呋塞米等利尿剂。

另外一类利尿剂是噻嗪类，2011年《利尿剂治疗高血压的中国专家共识》提到，噻嗪类会干扰尿酸排出，因此，不建议痛风人群使用。

但是，并非所有的利尿剂都会促进高尿酸血症的发生。比如，保钾利尿剂，螺内酯及氨苯蝶啶等就不会升高血尿酸水平；还有一类利尿剂，替尼酸，可以直接促进尿酸的排泄，可能还有一定的降低血尿酸作用。

因此，痛风合并高血压患者需慎重选择利尿剂降压，应在多学科指导下降尿酸、降血压治疗。

降压药物可影响痛风治疗，而治疗痛风的降尿酸药物也可影响血压的控制。痛风间歇期和慢性期的治疗常涉及使用抑制尿酸生成药——别嘌醇，《中国医师药师临床用药指南》指出：别嘌醇与 ACEI 类降压药和氨氯地平等合用，可引起皮疹等过敏反应。某些高血压或肾功能不全的患者，合用别嘌醇及噻嗪类利尿药严重时可致肾衰竭及过敏反应。国外也有不少文献报道，别嘌醇与依那普利的相互作用容易出现不良反应。

痛风合并高血压，需要在专业的风湿免疫科及心内科医生指导下合理选择药物，切忌自己随意用药。

天天博士小贴士

高血压和痛风常同时出现，如何合理选择降压药和降尿酸药物是关键。

痛风合并高脂血症

门诊中常遇到一些体型微胖的中年男性，血脂和尿酸都偏高，工作压力大，缺少运动，生活不规律。我经常会告诫他们，控制饮食，多喝水，心态乐观，坚持运动，2个月后复查血脂和尿酸。一些患者2个月后来复查，血脂和尿酸基本都正常了。

当然，这只是个开始，坚持才是最重要的。

体检时，我们常常会检查糖脂四项，即甘油三酯、总胆固醇、高密度脂蛋白胆固醇、低密度脂蛋白胆固醇。一般成年人空腹血清总胆固醇大于5.72 mmol/L 或甘油三脂大于 1.70 mmol/L 或高密度脂蛋白小于 0.91 mmol/L 即可考虑高脂血症。高脂血症是体内脂类代谢紊乱导致血脂水平增高的一种疾病，并由此引发动脉粥样硬化等一系列心脑血管疾病，与中风、心肌梗死、猝死、糖尿病等的发病密切相关，同时也是动脉粥样硬化的主要危险因素。毫不夸张地说，高脂血症就是位默不作声的夺命杀手。

据报道，38%～75%的未经治疗的痛风患者合并高甘油三酯血症，而80%以上的高甘油三酯血症患者合并高尿酸血症。痛风合并高脂血症，与饮食关系密切，所以必须控制饮食，坚持运动，戒烟限酒。

临床上使用的调血脂药主要如下：

（1）他汀类降脂药。如洛伐他汀、辛伐他汀、阿托伐他汀等。用来升高高密度脂蛋白胆固醇（是一种对人体有益的脂蛋白）和降低总胆固醇、低密度脂蛋白胆固醇和甘油三酯。

（2）贝特类药。如非诺贝特、苯扎贝特。主要用于治疗以甘油三酯升高为主的混合型高脂血症、高甘油三酯血症。

（3）烟酸类药物。治疗高脂血症的烟酸类药物的适用范围相对来说较广，此类药物有烟酸和阿西莫司两种。除Ⅰ型高脂蛋白血症、纯合子型家族性高胆固醇血症以外，任何类型的高脂血症都可以选择它。

那么，不同的降脂药物对尿酸有什么影响呢？非诺贝特、阿托伐他汀，既可增加尿酸清除，又兼具弱的降血尿酸作用，所以不仅能降血脂还能降尿酸。虽不主张单独用于痛风治疗，但有用药指征时（血脂显著升高）值得优先选用。

天天博士小贴士

高脂血症和痛风容易一起出现，如何用药又降脂又降尿酸？这个，交个我们专业医生来完成。

痛风合并其他疾病的治疗

痛风除了常合并自己的"三高"兄弟（高血压、高血糖、高血脂）外，还可以引起其他的疾病。

痛风合并肺部疾病 》》

各系统疾病都可能累及肺，比如常见肿瘤转移至肺部等，痛风除引起关节炎、肾病、心脑血管系统等疾病外，还可伤及肺和胸膜，出现肺纤维化、胸腔积液和肺结石。体内血尿酸明显升高，所形成的尿酸盐结晶除了可以沉积于关节和肾脏之外，也是可以沉积到其他组织中，包括胸腔中和肺组织内。

曾经有一个30来岁的男患者，除了全身大大小小的关节都可见痛风石外，还能摸到全身皮下的"小石头"，检查后发现肺组织中也存在尿酸盐结晶。而在胸腔中和肺组织内形成的尿酸盐结晶，可刺激机体产生抗体，异常的免疫反应使肺组织发生过敏反应；同时，也可导致肺纤维化和胸膜炎。肺结石是大量尿酸盐结晶长期沉积在气管支气管内膜下形成的，部分结石刺激呼吸道黏膜，可通过咳嗽由呼吸道咳出。

痛风合并股骨头坏死 》》

很多人都知道长期使用糖皮质激素容易引起股骨头坏死，那么痛风为何也可能引起股骨头坏死呢？首先，沉积在股骨头的血管内壁尿酸盐结晶，容易引起血管硬化、狭窄、供血障碍，骨头缺血、坏死。其次，多种并发症，如肥胖、高血压、糖尿病的长期共存可能促使股骨头血管供血障碍；糖、脂质、嘌呤代谢紊乱可进一步加重股骨头微循环供血不足，致其缺血坏死。另外，嗜好烟、酒的患者，长期大量饮酒和吸烟也可加重血管损伤。

疾病防治有"三早"，即早预防、早诊断、早治疗。早预防：从发现高尿酸血症起，就必须进行降尿酸治疗，不要等到关节炎发生后再用药。早诊断：高尿酸血症或痛风患者，如果髋关节附近经常出现疼痛等股骨头缺血的早期症状，应尽快做股骨头的影像学检查，做到早期诊断。早治疗：如果在高尿酸血症和痛风发现后未能规范治疗或被误诊，经检查确定诊断或可疑股骨头缺血坏死的可能，应立即采取积极的治疗措施。部分股骨头坏死是可逆转或可以有效控制的。发现有股骨头坏死的征象后，应严格禁止使用对该病有不良影响的药物，并加强对痛风及合并症的治疗。如果该病发展到缺血坏死严重的晚期，则须进行股骨头置换术来改善患者生活质量。

痛风合并脑血管疾病 ≫

血尿酸水平升高，尤其血尿酸 >420 μmol/L 是卒中的独立危险因素。高尿酸血症促进卒中发生，是我国人群缺血性卒中的独立危险因素。另外，有研究发现，血尿酸水平增高可能是女性患者无症状脑梗死及卒中的重要血清学指标，说明控制血尿酸水平对女性高尿酸血症患者预防卒中发生具有重要意义。急性卒中患者血尿酸增高是卒中复发的独立危险因素。血尿酸水平可作为急性缺血性卒中患者预后评估的一项指标，预测卒中后复发及死亡的风险。痛风患者多以中老年人为主，肥胖、高血压、糖尿病等与高尿酸血症一起作用于脑血管，影响小动脉功能，从而导致脑血管疾病如脑梗死的发生。对高尿酸血症进行长期管理，可有效减低血尿酸水平，减少缺血性卒中的发生及不良预后；在治疗原发性痛风的同时，随着血尿酸水平的下降，脑血管疾病的一些症状如头晕、头痛、胸闷等可得到改善，血脂血糖水平也可得到相应的控制。所以，痛风患者入院时完善一些心脑血管评估检查完全是必要的，可及早发现隐藏的"杀手"。

那么，血尿酸是不是越低越好呢？有研究发现，血尿酸太低，如≤200 μmol/L，会导致肾功能不全，脑卒中和阿尔茨海默病风险增加。因此，应将血尿酸控制在合适的水平。

痛风的手术治疗

在门诊，经常遇到有痛风石或肾结石的患者问要不要做手术把它切了，其实，绝大多数的痛风石或肾结石是不需要手术治疗的，通过规律控制尿酸，就可以溶解痛风石或肾结石，只有少部分痛风石或肾结石患者需要手术治疗，而且手术治疗后，降尿酸治疗也是必不可少的，如果不能有效控制尿酸，痛风石或肾结石很快就会复发。

尿酸结石的手术干预

尿酸持续性升高，超过饱和浓度，容易形成尿酸盐结晶，沉积在关节、肾脏，形成痛风石，一旦发病，患者可能产生剧烈疼痛，严重者行动会受到严重限制，甚至出现关节畸形僵硬。慢性痛风患者，当其肾脏功能受损时，尿酸也容易沉积形成肾结石，导致出现痛风性肾病或者是肾结石等相关症状。肾脏是形成结石的常见部位，肾结石也是泌尿系统常见疾病。结石形成后，常常合并出现难以治愈的感染，加速结石的生长和肾损害，可发生肾盂肾炎、肾积脓且肾周脓肿。尿酸结石停留在肾盂、肾盏，有可能诱发鳞状上皮癌。在肾髓质内，由于大量的尿酸盐结晶沉积，可出现慢性间质性肾炎、肾小球和肾小管纤维化。尿酸结石可加重这个过程，可导致慢性肾功能不全和尿毒症。大部分细小的结石往往经过药物治疗后能自行或溶解后排出体外。对于结石大于 1 cm 且比较固定的，则考虑手术取石。近年来，手术方法可采用经皮肾镜取石、经尿道输尿管取石及体外碎石术等，90% 以上的尿路结石患者不需要传统的开放手术。体外碎石治疗效果好，不良反应小及并发症少。如果结石过大，可分次进行，必要时可结合上述几种方法。

开放手术的适应症包括：①反复发作的绞痛，上述方法不能排石或取石者；②合并严重梗阻及感染危及肾实质者；③急性梗阻性少尿或无尿；

④无功能肾；⑤结石合并肾癌者。不失时机地采用开放性手术治疗，可以提高疗效，有利于保护肾功能。但是，肾结石可分为钙结石、感染结石、尿酸结石等，而尿酸结石的形成多数与尿酸代谢紊乱有关，这一点有别于其他类型的结石，因此，在选择外科治疗的同时，需同时强调药物及饮食治疗。

痛风石手术切除

到了痛风中晚期，由于骨质及其周围软组织遭到不同程度的破坏和功能障碍，尿酸结晶不断沉积，逐渐形成了痛风石。由于痛风石多发生在四肢关节及附近，功能下降，严重者可致残、失去自理能力。在内脏中除脑以外的脏器均可发现痛风石，以肾结石最为多见，其次是耳廓和面部，四肢也是好发部位。骨关节结石多可将骨的大部分或整块破坏掉，严重者手或足的数块骨骼全被痛风石替代，皮肤变得易破溃，糜烂后形成溃疡和窦道，破溃口可数年不能愈合，常常可见到反复细菌感染合并骨髓炎者。

对于晚期痛风石患者，控制急性症状后，及时开放外科手术治疗较单纯内科治疗效果更好，但必须掌握手术指征，切不可盲目采取手术治疗。痛风石手术指征有：①巨大痛风石破溃开放，并排除乳糜状物质，为防止继发感染者；②经内科保守治疗、服用抗痛风药物后痛风石未能消失，并影响手指屈伸功能或影响足部行走；③肌腱内有痛风石，并有明显的疼痛症状及功能障碍者；④有神经压迫，症状明显者；⑤当痛风石病灶破坏骨质致局部骨折时；⑥痛风进展破坏关节致关节僵直、畸形者宜行病灶清除，关节融合术。手术目的是使患者能生活自理，比如穿衣服和戴手套，同时恢复功能和关节稳定性，控制引流和感染，减轻局部疼痛，充分神经减压，改善局部外观，减少身体内尿酸总量。当痛风结节破溃、伤口经久不愈时以及诊断痛风石依据不足需病理活检时，都应该实施有效的手术治疗。

近年来，随着微创技术的发展，较多研究应用关节镜诊断与治疗膝关节和肩关节等大关节痛风石并取得了较好的效果。关节镜能直接提供良好的关节内视野，准确评估关节内痛风石的病变程度，因此，关节镜技术为微创外科治疗急性痛风性关节炎提供了可能。关节镜手术治疗痛风指征如下：①临床高度怀疑痛风性关节炎，但不能完全排除结核、感染等，通过关节镜手术探查以明确诊断；②内科确诊但药物效果不佳的患者，MRI 提示关节部位骨软骨破坏呈进行性发展；③首发膝关节肿痛明显，发作时间大于 5 天，存在高血尿酸，年龄大于 40 岁的患者痛风急性发作期，尤其对秋水仙碱无效、或者不能耐受其毒性反应者；④痛风合并严重的骨性关节炎，关节间隙存在者，尤其踝、膝关节者。

关节镜微创手术治疗优势有：①可明确诊断；②关节内 360°彻底清除滑膜病灶；③术后疗效确切，减少患者痛苦；④早期治疗减轻关节软骨破坏，防止骨进一步被损害；⑤创伤相对开放手术较小，并发症少。关节镜微创手术治疗痛风性关节炎作为一种新型、有效、迅速的治疗方法，可以减轻痛风关节内损害，但对于手足小关节及关节间隙较小的大关节难以进行手术。另外，关节镜手术过程中仍对滑膜、肌腱等有一定损伤，也同时面临着难以清除干净关节内痛风石的问题。对于痛风石患者需评估其病情严重程度，根据患者病情采用规范、个体化治疗。控制痛风急性发作症状的同时如何有效降低血尿酸水平是治疗的关键。

手术治疗后仍需监测血尿酸水平，应用药物使血尿酸水平维持至目标值以下。手术治疗痛风石虽能清除局部痛风结晶、降低体内尿酸总量，然而其并不能有效降低痛风复发率，更不能根治痛风，而且手术属于有创操作，在切除痛风石的同时难以避免损伤局部软组织。严重痛风石患者术后关节功能恢复有限，甚至术后可出现伤口愈合不良或感染等术后并发症。所以，内、外科多学科联合诊治就非常重要了。

痛风的日常护理

前些天，遇到一个患者，坐着轮椅被推进来，一进门就说："何医生，救救我啊，昨天感觉痛风发作了，还只是一点点痛，吃了点止痛药，但一点效果没有，今天更严重了，膝关节完全动不了了，肿得跟大馒头一样，根本碰都不能碰。"我一看，确实是红肿得厉害，局部皮肤都被撑得发亮了。我问他："除了吃止痛药，还吃了什么，做了什么？"他说："没吃什么特别的，饭都不想吃，就喝了杯牛奶，晚上的时候，我妈用老家的草药煲了点水，我用毛巾敷了敷。"我无奈的说："问题找到了，痛风急性期只能冰敷，不能热敷。"

那么，在痛风急性期，患者应该如何护理自己的关节呢？

首先，可以做到的是"制动"，就是在痛风急性期，减少关节活动，而不是强撑着继续运动或者对发作关节进行按摩。即使是关节活动，一般也是要在关节疼痛缓解后慢慢开始才较为合适。

其次，可以进行冰敷。大家不要小看冰敷，它是很有效果的。因为痛风在发作时，局部红肿热痛，冰敷可以降低温度，缓解红肿和疼痛。切记不可在痛风急性期进行热敷，热敷会加重疼痛和关节肿胀。另外，在痛风急性发作的时候，可以买一些止痛膏外用。但是，有些外用止痛膏是属于热疗的，痛风急性期不宜使用。有些含有药物成分的止痛膏有可能出现过敏反应，使用时也需注意，如果出现过敏，立刻停用药物。在对自己进行以上简单处理后，要做的就是及时去医院，进行进一步的治疗。

在痛风稳定期，患者又该如何护理自己的关节呢？

（1）缓解生活压力，积极乐观生活，减少痛风的发作。生活、工作节奏的不断加快，会使身心健康失衡，精神压力大的患者容易导致痛风复发，因此要学会缓解生活压力，保持积极乐观的生活态度。

（2）合理饮食，预防痛风发作。不合理的饮食，特别是高嘌呤饮食，可以诱发痛风急性发作。因此，平时需要注意合理饮食。由于大家都知道高嘌呤饮食与痛风的关系，所以很多患者基本都能严格要求自己低嘌呤饮食。但是，有些患者食量并未减少，每顿饭都吃得十分饱；有些患者又几乎不沾鱼、虾、肉、禽等，最后出现饮食结构不合理，营养不良，痛风依然不减。

（3）运动不止是为了减肥。在痛风急性期，我们建议患者少活动关节；而在稳定期，我们则推荐患者日常进行适当的关节活动，但不能是剧烈运动，剧烈运动关节可以诱发急性痛风发作。长期坚持适量运动，不仅可减轻体重，增强体质，对于减缓关节负重大有裨益，对预防或辅助治疗"四高"（高血压、高血糖、高血脂、高尿酸血症）也有帮助。

天天博士小贴士

痛风急性期护理要点：

（1）"制动"，减少关节活动。

（2）冰敷。

痛风稳定期护理要点：

（1）缓解生活压力，积极乐观生活。

（2）合理饮食。

（3）适当运动。

痛风患者生育期该如何治疗

很多痛风患者对生育顾虑重重：有的担心病情而不敢停药，以致不敢生育；有的受孕后又喜又忧，担心痛风是否会影响孩子的健康；有的怀着忐忑不安的心情生下娃后，哺乳期又不敢哺乳……如何帮助患者平衡治疗和健康备孕、受孕，是风湿病学专家们一直以来探讨的一个重要问题，希望既能有效控制病情，又能保证孕期和哺乳期胎儿及新生儿的安全。

备育期男性患者痛风急性发作期用药 》》

痛风急性发作期的治疗主要以抗炎镇痛为主，以秋水仙碱、非甾体抗炎药和糖皮质激素三种作为一线用药，此外，生物制剂和外用镇痛药膏也可加入痛风急性发作治疗的队伍中。

（1）秋水仙碱。它是痛风急性发作的特效药，也是 2012 年美国风湿病学会指南推荐用于降尿酸过程中预防痛风再次发作的首选用药。秋水仙碱在美国 FDA 妊娠期用药分类中属于 D 类，推荐等级较弱。但是有体外实验结果显示，常规剂量秋水仙碱不影响精子活力和数量，其使用剂量需达到常规剂量血药浓度 3000 倍才会对精子活力有所影响。也有临床研究表明，使用秋水仙碱的男性患者配偶不良妊娠发生率与健康对照组无明显差别。所以，生育期的男性痛风患者在痛风急性期可以使用小剂量的秋水仙碱。

（2）非甾体抗炎药。即常用止痛药，包括布洛芬、乐松、西乐葆和美洛昔康等。这类止痛药物，有外用的，有口服的，也有静脉注射的。外用药物的副作用相对比口服药物小，但很多时候，外用药物根本无法控制痛风急性发作。所以这时候，还是要考虑口服药物或者静脉用药。根据 2016 年英国风湿病学会和英国风湿病卫生专业人员协会指南，生育期男性患者可以使用非选择性非甾体抗炎药的，但选择性 COX-2 抑制剂由于证据不足，是否可用尚未明确。

（3）糖皮质激素。患者常因惧怕激素的不良反应而拒绝使用糖皮质激素。其实，排除一些使用禁忌症之外，在痛风急性期使用还是安全的。2016 年英国风湿病学会和英国风湿病卫生专业人员协会指南表明生育期男性患者是可以使用泼尼松龙、甲基泼尼松龙的，短期使用激素是安全的。但是，急性期使用激素时要注意，急性溃疡患者使用激素，溃疡出血的风险较高。

（4）生物制剂。生物制剂是指针对特定致病靶点的拮抗剂，可以靶向性地阻断疾病的发生和发展进程，是通过生物工程方法制造的生物大分子。治疗难治性痛风患者无法控制发作时可适当选用生物制剂，但其价格比较高。生物制剂对生育的影响尚无充分的研究数据证明，暂时不能给我们读者一个明确的答案。

备育期男性患者痛风稳定期用药

（1）促进尿酸排泄药、碱化尿液的药物。①苯溴马隆：通过抑制肾小管重吸收尿酸来降低血中的尿酸水平，尚未见有关苯溴马隆对生育期患者的影响的报道，但相关指南还是推荐计划怀孕前 3 个月停用此药，因为 3 个月基本为精子成熟的一个周期。②碳酸氢钠：即"小苏打"，通过碱化尿液来促进尿酸排泄。正常情况下，男性附睾内是酸性环境，虽然目前缺乏长期服用碳酸氢钠会对男性生育造成影响的证据，但理论上大剂量服用碳酸氢钠可干扰附睾内的酸性微环境，从而影响生精过程，因此不建议男性使用，以保证精子的高质量。

（2）抑制尿酸合成药。①别嘌呤醇：通过抑制黄嘌呤氧化酶的活性来抑制尿酸的合成，在美国 FDA 妊娠期用药分类中属于 C 类，对生育的影响尚不够充分的研究数据证明，推荐计划怀孕前 3 个月停用此药。②非布司他：作用机制与别嘌呤醇相同，但也缺乏有关此药物对于男性生育影响的报道，推荐计划怀孕前 3 个月停用此药。

综上所述，青年男性的痛风患者备孕期间，突发痛风急性发作，是可以在医生指导下选择合适药物进行治疗的。但是对于处于病情稳定期的患者，为安全起见，需要在医生指导下，停用降尿酸药物 3 个月后，再开始计划怀孕会稳妥些。

妊娠女性痛风患者用药 》》

女性在正常妊娠情况下，孕 24 周前血清尿酸盐浓度降低，之后升高直至产后 12 周。先兆子痫和妊娠期毒血症时因肾尿酸盐清除率降低，血清尿酸盐水平升高。当孕妇的血清尿酸盐水平升高时，其围生期病死率也显著升高，这通常与早期发生的先兆子痫有关。孕妇血清尿酸盐浓度超过 360 μmol/L 和舒张压高于 110 mmHg 时病死率高。分娩本身可引起血清尿酸盐水平升高，且可持续至产后 1～2 天。

糖皮质激素：如果需要控制痛风病情，泼尼松可用于妊娠各个时期，如果病情严重，可以使用甲强龙冲击。对于哺乳期的女性痛风患者，泼尼松（≤30 mg/d）是可以使用的，如果药物剂量超过 30 mg/d，则需要丢弃服药 4 小时内的乳汁，而使用服药 4 个小时后的乳汁进行喂养。

非甾体抗炎药：非选择性非甾体抗炎药在围受孕期和哺乳期是可以使用的，但是在妊娠早期需慎用，在妊娠 32 周前需要停用，因为非选择性 NSAIDs 可能会造成胎儿动脉导管过早关闭。但是阿司匹林例外，小剂量阿司匹林可以在围受孕期、妊娠期和哺乳期使用，妊娠中晚期也不需要停用。选择性 COX-2 抑制剂由于研究数据不足，为安全起见，应避免使用。

秋水仙碱：2016 年欧洲抗风湿联盟指南推荐秋水仙碱可以用于妊娠期和哺乳期。

降尿酸药物：目前尚缺乏相关的大样本研究数据，需要慎用。

综上所述，计划生育的痛风患者，不管是男性还是女性，需要在医生指导下，选择合适药物治疗，选择合适的时期备孕。

血尿酸高，一定要治疗吗

体检发现血尿酸高，一定要治疗吗？

（1）有以下表现的患者，无论目前血尿酸值多少，均强调需要立即进行降尿酸治疗：①痛风性关节炎发作过 2 次以上。②痛风性关节炎只发作过 1 次，但合并以下表现：年龄小于 40 岁；有痛风石或关节腔积液沉积的证据；合并高血压、糖尿病或者糖耐量异常、冠心病、血脂紊乱、脑卒中等慢性疾病；尿酸性肾结石或者肾功能出现损害。

（2）有以下表现的患者，选择合适时机降低尿酸：①痛风性关节炎发作过 1 次；②没有痛风发作但合并高血压、糖尿病或者糖耐量异常、冠心病、血脂紊乱、脑卒中等慢性疾病，血尿酸值大于或等于 480 ～ 500 μmol/L。

（3）没有发作过痛风，血尿酸值大于 500 ～ 550 μmol/L 时，需要进行降尿酸治疗。如果只是轻度升高，不超过 500 ～ 550 μmol/L，可以先考虑饮食控制和生活习惯，调整一段时间后再复查尿酸，如果尿酸值降低，则可以继续观察；如果仍很高，可以考虑小剂量的降尿酸药物治疗。

那么，高尿酸血症患者该如何自我管理呢？

（1）了解有关高尿酸血症的医学知识，只有充分认识高尿酸血症，才能用一颗平常心去对待它，才能提高生活质量，不必整天为病情担心。

（2）了解高尿酸血症患者饮食和运动方面的知识，健康饮食，坚持科学运动。

（3）筛查并预防痛风及相关并发症，定期复查尿酸水平及体内相关指标水平，密切观察是否出现痛风表现或其他并发症如高血压、高血糖等表现。

（4）如需药物治疗，须在医生指导下合理用药，坚持规律降尿酸。

尿酸降到多少合适

有患者问，"医生，我的尿酸现在已经降到正常值范围内了，412 μmol/L，是不是可以不用再吃药了？"我会告诉患者："你的尿酸虽然在正常范围，但是还没有到有效范围，需要继续规律用药、饮食控制，再定期复查，必要的时候还需要加用一点药物。"

还有患者说："何医生，我吃了 40 mg 非布司他，尿酸居然降低到 170 μmol/L 啦，太好啦，是不是不用再吃药啦？"我也会告诉患者："你现在的尿酸值太低了，可以适当减量一点药物；尿酸并不是越低越好，也不是降得越快越好，任何事情都是欲速则不达。"

估计很多朋友都搞糊涂了，那么，尿酸究竟控制在什么范围合适呢？

37 ℃时，人体血清尿酸的溶解度为 360 ～ 420 μmol/L。而人体血尿酸正常值上限，女性为 360 ～ 380 μmol/L，男性为 420 μmol/L。那么，对于高尿酸血症患者来说，血尿酸仅仅是简单地控制在正常值以内吗？实际上，对于不同情况的高尿酸血症，其血尿酸"目标值"有所不同。

对于长期高尿酸血症患者，尤其是痛风急性发作过 2 次以上的患者，或者痛风急性发作过 1 次但合并以下表现的患者，无论目前血尿酸值多少，均强调需要立即进行降尿酸治疗，并且尽量将尿酸控制在 360 μmol/L 以下，最好降低到 300 μmol/L 左右：①年龄小于 40 岁；②有痛风石或关节腔积液沉积的证据；③合并高血压、糖尿病或者糖耐量异常、冠心病、血脂紊乱、脑卒中等慢性疾病；④尿酸性肾结石或者肾功能出现损害。因为这些表现都提示，血尿酸对机体可能会产生较大的影响，或者尿酸结晶已经大量沉积在关节或者其他组织。我们知道血尿酸的饱和溶解度在 360 ～ 420 μmol/L，我们需要把血清里面的尿酸降低到 360 μmol/L 以下，这样血清里面的尿酸不饱和了，关节或者组织（肾脏）里面的尿酸结晶才会慢慢溶解出来，通过血液到尿液排出体外，经过一段时间，尿酸结晶完全排泄出去后，痛风就控制了，就不会再急性发作了。

当出现以下情况时，要选择合适时机降低尿酸：①痛风性关节炎发作1次；②没有痛风发作但合并高血压、糖尿病或者糖耐量异常、冠心病、血脂紊乱、脑卒中等慢性疾病时，则应当在血尿酸值大于或等于480 μmol/L。尽量将尿酸控制在360 μmol/L以下，如果可以的话降低至300 μmol/L左右。

如果没有发作过急性痛风，血尿酸值大于550 μmol/L（有的专家建议500 μmol/L）时，一般来说，尿酸控制在正常范围以内就可以了，当然最好是到360 μmoL/L。如果尿酸只是轻度升高，超过正常值，但不超过550 μmol/L，控制目标就是在正常范围以内，男性小于420 μmol/L，女性小于380 μmol/L；能够达到360 μmol/L则更好。

那么，尿酸是不是越低越好呢？

其实不然，一般来说，并不推荐将血尿酸降至180～200 μmol/L以下。为什么呢？因为很多研究都表明：尿酸太低，尤其是低于180 μmol/L，肾功能不全的风险、脑血管疾病的风险尤其是阿尔茨海默病的风险都会显著增加，而且尿酸越低，风险越高。所以，我们的目标就是控制尿酸在250～350 μmol/L，尿酸结晶能够有效溶解，而不至于增加其他疾病风险。

为什么刚开始降尿酸时反而会出现关节痛

曾有一个门诊患者，一瘸一拐、满脸不高兴地走进诊室问："何医生，为啥我吃了你的降尿酸药物，痛风又发作了呢？"这是一位刚刚开始降尿酸的患者，于是我问道："除了吃非布司他，我开给你的秋水仙碱，每天要吃 1 片，你吃了吗？"患者说："秋水仙碱不是止痛的吗？我不痛了，就不吃了，副作用那么大，吃多了也不好啊。"我叹了一口气说："你这样降尿酸真的会越降越痛。"

刚刚开始降尿酸治疗时，不少患者都会因为疼痛而擅自停止降尿酸治疗。那么，为什么降尿酸治疗过程中有时关节反而会疼痛呢？

降尿酸的治疗目标有两个，一是溶解沉积在关节或者肾脏等组织的尿酸结晶，二是预防痛风以及其他的相关并发症。在降尿酸治疗过程中，组织中沉积的尿酸盐结晶和痛风石会逐渐溶解，再次变成游离的尿酸盐，慢慢重新吸收入血，再进入排泄过程，血尿酸水平降低后，关节局部就会出现大量游离尿酸盐，可能需要时间才能慢慢入血，那么这些尿酸盐溶解的时候，很容易"召唤"炎症细胞，引起急性炎症反应，关节在这一过程就会出现疼痛。这是正常反应，也是降尿酸过程必须要经历的一关，只有捱过这一关才能真正达到溶解痛风石的效果。

根据 2016 痛风指南以及美国风湿病学会、欧洲风湿病联盟的推荐意见，为了防止降尿酸治疗过程中出现的急性痛风发作，可以使用秋水仙碱或者小剂量的非甾体抗炎药来预防，一般都是短期（3～6 个月）且低剂量（秋水仙碱 0.5～1.0 mg/d，非甾体抗炎药也选择小剂量）使用，对身体的影响不大，还可以有效预防痛风急性发作，让我们可以安心降尿酸治疗。

因此，我们不能因为降尿酸过程出现关节疼痛就停止治疗，只有血尿酸水平持续维持在比较低的水平，才能使关节中游离的尿酸盐进入血液中然后代谢出去。刚刚开始的过程可能会比较痛苦，贵在坚持，痛风结晶溶解就能成功。

天天博士小贴士

刚刚开始降尿酸，导致关节局部尿酸结晶溶解，可能会诱导痛风急性发作，导致尿酸越降越痛。预防性使用秋水仙碱或小剂量的非甾体抗炎药，可以有效减少痛风急性发作的概率。

痛风能根治么

很多患者往往在发现血尿酸显著增高或者痛风发作时才重视，而一旦疼痛缓解了，尿酸有所降低了，就把这病抛在脑后了。

这里我要跟大家反复强调，高尿酸血症大多数情况下是一种和高血压、糖尿病类似的需要长期治疗的慢性疾病，高尿酸是痛风的发病基础，痛风也可以看作是一种慢性疾病，需要长期服用药物来改善生活质量。

那么，痛风能不能根治呢？要回答这个问题，我们需要从病因着手分析。痛风可分为原发性痛风和继发性痛风两种。

原发性痛风有一定的家族遗传性，约20%的患者有家庭遗传史，除去约1%左右的患者是由于先天性的酶缺乏（如葡萄糖-6-磷酸酶缺乏症，即"蚕豆病"），绝大部分原发性痛风找不到病因，因而想要根治便无从下手，只能控制尿酸并且密切预防并发症。

继发性痛风的原因较多，它是一些疾病过后出现的高尿酸血症，因尿酸盐结晶沉积所导致的急性或者慢性关节炎的不典型疾病。除了慢性肾功能不全引起的继发性痛风起病缓慢不易被人察觉外，其余病因导致的痛风大多数都是急性起病，严重者甚至可导致急性肾衰竭。继发性痛风的原因包括：

（1）细胞过量被破坏，大量 DNA 被释放出来，体内嘌呤代谢旺盛，因而生成的尿酸也增多，引起高尿酸血症进而导致痛风。各种原因导致的溶血、烧伤、外伤、放疗或者化疗以及过量高强度的运动均可导致体内大量细胞死亡，然后 DNA 释放出来，导致体内嘌呤代谢过于旺盛。

（2）细胞增殖过多，比如白血病、骨髓瘤、红细胞增多症，这类疾病均可导致体内细胞数量增多，细胞多了，相应的需要代谢的 DNA 就多了，那么尿酸的生成也会增加，进而导致痛风。

（3）外因导致，比如长期大量饮酒（白酒、啤酒等，红酒与尿酸的关系尚未被证实）、长期高嘌呤饮食（长期食用海鲜、动物内脏等）均可导致体内尿酸来源增多，增加诱发痛风的可能。

（4）药物影响，即使用能够影响尿酸代谢的药物。使尿酸生成过多的药物有噻嗪类利尿剂、袢利尿剂、阿司匹林、环孢素A、果糖等，使尿酸排泄减少的药物有硫酸盐类、吡嗪酰胺等。

（5）肾小管疾病，如肾衰竭、酮症酸中毒、铅中毒等导致的肾脏疾病，均可影响尿酸的排泄，进而导致继发性的尿酸升高。

无论是哪种病因，都是通过影响尿酸的生成或者排泄来使得尿酸在血液里的浓度升高，当尿酸超过血液的饱和度，就会析出沉积在关节、肾脏等部位，诱发痛风。

药物或外伤引起的高尿酸血症，停用相关药物或外伤康复后，人体血尿酸可以恢复正常。

因为生活习惯导致的，如大量饮酒、大量高嘌呤饮食，在改善生活习惯后有些是可以停药治愈的。

但是大部分的痛风患者，都是因为代谢异常导致尿酸升高，最后发生痛风。对于这部分患者，我们只能长期药物控制。

饮
食
篇

痛风患者的饮食和生活习惯

痛风患者应该怎么吃呢？日常生活中应该注意什么呢？痛风的基础是高尿酸血症，尿酸是身体嘌呤代谢的产物，所以，嘌呤含量高的食物，吃进体内后就会导致尿酸升高。因此，日常饮食应拒绝高嘌呤食物，多吃低嘌呤食物，注意饮食结构合理。

（1）避免高嘌呤食物，如大部分海鲜、动物内脏、肉汤和酒类等能不吃最好就不要吃。

（2）适当食用嘌呤含量中等的食物，如部分的肉类、鱼类等能少吃，尽量少吃。

（3）多吃低嘌呤的食物，如青菜、部分水果、奶制品等，是痛风患者很好的选择。

除了食物的选择，日常生活习惯方面痛风患者还需要注意：

（1）多喝水。尿酸主要是通过尿液排泄出体外，多喝水能够多排尿，促进尿酸的排泄，同时有一定的防止肾结石形成的作用。

（2）多运动。适当的运动可以促进身体的代谢循环，从而促进尿酸的代谢和排泄。但是，运动切忌过度，剧烈的运动可导致乳酸的堆积，可能会导致尿酸升高，反而会诱发痛风急性发作。

（3）作息规律。国内外很多研究都表明，规律的作息时间可以显著降低痛风发生的概率。

（4）控制体重。痛风患者容易并发糖尿病、高血脂、高血压，这其中还有一个很重要的因素就是肥胖。痛风患者里面肥胖患者占了很大一部分。控制体重，有一定的降低尿酸的作用。所以，痛风患者需要把自己的体重控制在一个合理的范围之内。

（5）注意关节保暖，防止关节受凉。关节受凉是痛风急性发作的一个重要诱因，比如电风扇直接对着关节吹、空调温度太低，这些都容易诱发痛风急性发作。因此在日常生活中，痛风患者需要注意关节保暖，以预防痛风急性发作。

因此，控制嘌呤摄入，戒烟戒酒，适当运动，规律作息，保暖关节，这些都是痛风患者需要养成的好习惯，对于降低尿酸、减少痛风急性发作有重要意义。

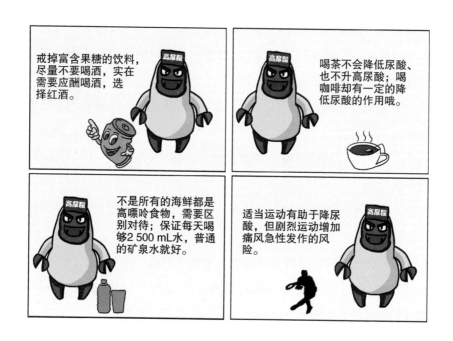

饮料与高尿酸

曾经碰到一位患者，才 13 岁，是坐着轮椅进诊室的，右脚踝红肿得厉害，体型肥胖，以前踝关节也莫名其妙肿痛过一次，疼痛没有这次厉害，当时查过尿酸 689 μmol/L。于是我心里基本已经有了判断——痛风性关节炎急性发作，先给予止痛消肿处理。2 周后疼痛缓解，又进一步完善了检查并规律治疗。小朋友的妈妈问："何医生，为什么他的尿酸会这么高呢？我们一家人都没有痛风啊？"仔细和患者小朋友聊天后发现，他平时运动得不多，而且非常爱喝可乐，经常一天可以喝 2 瓶。于是，高尿酸的原因就清楚了：爱喝饮料，不运动。

喝饮料和痛风还有关系么？

回答是肯定的。很多饮料都添加了糖，尤其是果糖。

因为果糖是最甜的单糖，而且成本也很低。

那么，果糖对尿酸到底有什么影响呢？

美国 *The Journal of the American Medical Associotim* 杂志（美国医学会杂志，世界上最顶级的临床医学杂志之一）发表了一篇关于果糖与痛风关系的文章，是一项为期 22 年的前瞻性研究。研究发现，如果每天 1 份果糖的摄入，女性发生痛风的风险升高 1.74 倍；如果每天 ≥2 份的果糖摄入，女性发生痛风的风险升高 2.39 倍。2008 年，英国 *British Medical Journal* 杂志（英国医学会杂志，世界顶级的临床医学杂志之一）也发表了一篇关于富含果糖饮料与痛风关系的文章，是一项为期 12 年的前瞻性研究。研究结果发现，与每个月摄入果糖 ≤1 份的人相比，每周摄入 5～6 份果糖的人痛风风险增高 1.29 倍，每天摄入 1 份果糖的人痛风风险增高 1.45 倍，每天摄入 ≥2 份果糖的人痛风风险增高 2.38 倍。同时，富含果糖的果汁（苹果、橘子）也会增加痛风发生的风险。

果糖又是如何影响尿酸的呢？进入我们身体被吸收后，经过一系列转变，会变成次黄嘌呤核苷酸，最后变成尿酸，这就是果糖升高尿酸最主要的机制。当然，果糖还可以通过增加胰岛素耐受，抑制尿酸排泄等，间接升高尿酸。

所以，痛风和高尿酸血症的患者应尽量避免喝含糖饮料。白开水才是我们最好的饮料。

天天博士小贴士

痛风和高尿酸患者，需要戒掉富含糖，尤其是果糖的饮料；蜂蜜也有很多果糖，所以对于痛风和高尿酸患者也不太合适。

酒与高尿酸

痛风和高尿酸血症的患者，都应该戒酒。

酒精本身会导致血尿酸升高，尤其是啤酒和黄酒。因为啤酒和黄酒本身就是高嘌呤食物，啤酒的嘌呤含量为 80 mg/100 g 左右，黄酒的嘌呤含量为 100 mg/100 g 左右。但白酒的嘌呤含量较低，只有 1～2 mg/100 g，但也会导致尿酸升高。

酒精导致高尿酸血症的原因主要有：①酒精在体内代谢成乳酸，乳酸可以竞争性抑制尿酸在肾脏的排泄，从而导致尿酸从尿液中排出减少，血尿酸水平升高；②酒精可以通过增加三磷酸腺苷的降解，进而导致尿酸生成增多。所以，白酒、啤酒和黄酒（包括米酒）都会导致高尿酸血症。

关于红酒是否会增加高尿酸血症风险，目前说法不一。

2016 年中华风湿病学杂志的痛风指南和 2017 年中华内科学杂志的中国高尿酸血症相关疾病诊疗的多学科专家共识，对于高尿酸血症患者能不能喝红酒没有明确答案。

对于还没有发作痛风的人，适量红酒不会增加痛风和高尿酸血症的风险；对于发作过痛风的患者来说，红酒会增加痛风急性发作的风险。所以，已经患有痛风的患者，无论什么酒都要尽量少喝或不喝。

2004 年，英国 *The Lancet* 杂志发表的一篇文章显示，通过对 4 万多人长达 12 年的时间的观察得出结论，酒精摄入越多，患痛风的风险就越高，啤酒和烈酒的摄入都会导致痛风发病风险升高，但是红酒不会。

2014 年，美国 *American Journal of Medicine* 杂志发表的一篇文章显示，通过对 700 多名痛风患者的观察发现，无论是白酒、啤酒还是红酒，都会增加痛风复发的风险。

茶、咖啡与高尿酸

茶和尿酸究竟有没有关系？

国外有研究报道，通过总结 15 个既往研究得出的结论是：痛风或高尿酸血症和茶没有关系。

所以，想通过喝茶降低尿酸的痛风患者，就放弃吧；喜欢喝茶但害怕喝茶引起痛风的患者，就放心大胆地喝吧。当然，从研究结果看，喝发酵茶对高尿酸血症患者来说更好。

那么，痛风患者能不能喝咖啡呢？

咖啡中含有的咖啡因在体内代谢后理论上会导致嘌呤升高，尿酸升高。但是，很多研究结果发现，咖啡不仅不升高尿酸，还有降低尿酸的作用。

美国和加拿大有两家大学对数万人进行了长达 12 年的研究调查，结果显示：喝咖啡可以降低痛风发作的风险，而且每天咖啡喝得越多，痛风风险越低。与不喝咖啡的人做对比，每天喝 1 杯以下、1～3 杯、4～5 杯、6 杯以上咖啡者，发生急性痛风的风险分别降低 3%、8%、40% 和59%。那痛风风险的降低是不是和咖啡中的咖啡因有关系呢？研究还把喝无咖啡因咖啡的人群与不喝咖啡的人相比，每天喝 1～3 杯、4 杯以上无咖啡因咖啡者，发生急性痛风的风险分别下降了 17% 和 33%。所以，无论是否含有咖啡因，咖啡都可以降低痛风发作的风险。

咖啡能降低痛风发作的可能机制主要为：

（1）咖啡是碱性食物，碱性食物对于高尿酸患者来说，肯定是有利的。能够起到调整体内酸碱平衡，降低尿酸的作用。

（2）咖啡有利尿、排钠离子的作用。排尿多了，尿酸也就排泄多了。体内的钠离子和尿酸结合形成结晶，这样的结晶沉积在关节、组织局部，最后会引起痛风。而咖啡能够排出多余的钠离子，减少尿酸结晶形成，降低痛风急性发作的概率。

（3）咖啡中含有咖啡豆醇和咖啡醇，具有抗癌和抗炎的作用。

（4）降低糖尿病风险。咖啡含有绿原酸等多种活性成分，能够促进葡萄糖的代谢，提高胰岛素敏感度，减少胰岛素含量，从而降低糖尿病的风险。前面我们也讲了糖尿病、胰岛素和高尿酸的关系，因此，降低了糖尿病的风险，也就可能降低了血尿酸。

但是在喝咖啡的时候，大家需要注意两点：一是不少朋友喝了咖啡会有心悸、心脏早搏的表现，这时候就应该不喝咖啡、降低喝咖啡的量，或是选择低咖啡因、无咖啡因的咖啡。二是喝咖啡的时候不要加太多的糖和奶精，这些都是导致血尿酸升高的物质，需要控制。

海鲜与高尿酸

很多人都听说过，高尿酸血症或痛风患者不能吃海产品，因为海鲜嘌呤含量很高。那么，究竟是不是任何海产品都不能吃呢？其实不然。

不是所有的海产品都会导致尿酸升高，关键要看海产品的嘌呤含量。

确实，大部分的海鲜嘌呤含量都很高，尤其是贝类；其次虾、蟹、鱼的嘌呤含量也很高；紫菜、海苔虽然是植物类，但是嘌呤含量依然很高。上述这些海产品嘌呤含量一般都大于 150 mg/100 g，属于高嘌呤食物，对于痛风患者来说都是应尽量避免食用的。

但是，有部分海产品，嘌呤含量却出奇得低，比如海参和海蜇皮，这两样的嘌呤含量是小于 25 mg/100 g，也就是属于微量嘌呤食物，痛风患者可以放心大胆地吃。后面章节会专门介绍食物中的嘌呤含量，大家可以按照食物中的嘌呤含量来合理饮食。

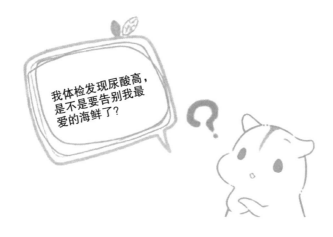

我体检发现尿酸高，是不是要告别我最爱的海鲜了？

运动与高尿酸

一个年轻人，穿着一件球衣，一身肌肉结实得很，一瘸一拐地走进了诊室。"何医生，您好，我估计又痛风发作了，右踝关节痛得厉害；可是，何医生，我已经很注意了啊，饮食也注意，也多喝水了，为什么昨天运动了一下，晚上关节就痛风发作了呢？"

我看了看问："昨天做什么剧烈运动啦？"他强忍疼痛地笑了笑说："昨天正好和朋友约了踢一场球，酣畅淋漓啊。"我笑了笑说："哈哈，就是这酣畅淋漓引起的痛风。"他一脸诧异地说："不会吧，不是说运动可以降尿酸吗？怎么反而还引起痛风发作了呢？"我拍了拍他肩膀说："确实，适当运动对于痛风患者来说有好处，但是剧烈运动却适得其反，可能会加重痛风！"

对于痛风患者来说，适当的运动确实能够降低痛风发作的风险。那什么是适合痛风患者的适量的运动呢？

有研究表明：坚持每天 15 分钟左右（5 次/周）的适量运动，可以有效降低痛风急性发作（关节肿痛）的风险，同时，运动的好处还包括降低体重，这也有助降低尿酸，还能够减少痛风急性发作的次数。

《中国高尿酸血症相关疾病诊疗的多学科专家共识》给出的意见是：高尿酸患者应适量运动，每周至少进行 150 分钟（30 分钟/天，5 天/周）中等强度的运动。而中等强度要求运动的时候（无论游泳、健身还是跑步）心率要达到一定的标准范围，即（220 − 年龄）×（50%～70%）。比如你是 50 岁，那么运动时的心率应该在（220 − 50）×（50%～70%）= 86～119 次/分钟之间才算达标。

而剧烈运动会导致痛风急性发作的风险增高。有研究表明，痛风患者剧烈运动会导致痛风急性发作的风险显著升高（在痛风急性发作的所有诱发因素里面排名第三，无论男女）。

另外，还要注意，在痛风的急性期，是不适合运动的；需要等关节疼痛完全缓解后，才能够开始运动。部分患者，如果出现了尿酸结晶沉积、关节软骨破坏的表现，也需要在专科医生评估下进行运动，切忌自己随意选择运动方式，否则很可能会得不偿失。

运动前充分拉伸身体，身体肌肉关节充分放松，不容易受伤；

运动过程中，注意姿势，呼吸均匀，适可而止；

运动后，注意关节保暖，避免受凉；还需要及时补充水分，多饮水。

其实，痛风患者可以选择的运动方式很多，如游泳、慢跑、骑单车等。那么痛风患者能不能健身呢？普通的健身肯定是可以的，但是想健美，变成肌肉男还是需要注意了：运动不宜过于剧烈，同时因为增肌需要高蛋白饮食，部分食物嘌呤含量高，容易诱发痛风发作。但也有很多增肌的饮食是痛风患者适合的，比如鸡蛋和脱脂牛奶，脱脂牛奶还有降尿酸的作用。

最后，送一句话给痛风患者：宅男痛风患者们，该起来运动了；爱运动的痛风兄弟们，要注意运动适量哦！

天天博士小贴士

剧烈运动和不运动都可能加重高尿酸血症和痛风；适当运动，有助于降低尿酸。

喝水与高尿酸

痛风和高尿酸患者需要如何喝水？

首先，必须保证水的摄入量足够。

根据2016年和2017年的痛风中国专家指南推荐：建议痛风和高尿酸患者，每天饮水量超过2 000 mL（部分指南推荐2 500 mL）。为什么呢？因为大部分尿酸是通过尿液排泄的，所以，多喝水才能多排尿，多排尿才能多排出尿酸。同时多喝水，尿液增多，尿的pH值升高，不容易形成尿酸结石。

其次，喝什么水好呢？

（1）白开水。白开水就是最好的饮料，健康卫生。

（2）碱性矿泉水。大部分的碱性水对尿酸根本起不了什么本质的作用。所以，无所谓碱性不碱性，多喝水才是最重要的。

（3）柠檬水。很多患者说喝柠檬水是降尿酸的，柠檬水确实有降尿酸的作用，主要是因为柠檬虽然口感偏酸，但却是碱性食物，有一定碱化尿液的作用。同时，柠檬里面富含维生素，也有降尿酸作用。所以，喝柠檬水是个不错的选择。

（4）苏打水。苏打水中的碳酸氢钠能够碱化尿液，降低肾结石发生率，减少肾功能不全发生风险，所以，苏打水可以多喝。但是，很多苏打水不仅仅加苏打，还加了糖、添加剂等。因此，加了各种添加剂的苏打水，还能降尿酸么？我肯定不推荐大家用甜甜的苏打水来降尿酸。

高嘌呤蔬菜、豆制品和痛风没关系

豆类嘌呤含量较高，痛风患者能不能吃豆制品呢？

其实除了豆制品，其他富含嘌呤的蔬菜，比如莴笋等，适量食用都不会增加痛风风险。

为什么豆制品和富含嘌呤的蔬菜不会增加痛风的风险呢？这可能和以下几个因素有关系：

（1）豆类虽然嘌呤含量较高，但是豆制品制作过程中需要经过水泡处理，部分嘌呤丢失了。

（2）植物类的嘌呤最后转化为尿酸的比例很低，也就是说植物类的嘌呤利用率比较低，最后只有很少一部分嘌呤可以转化为尿酸。

所以，痛风患者适当吃点富含嘌呤的蔬菜和豆制品是没有多大问题的。当然，大家一定要注意了，是适量哦。

天天博士小贴士

虽然豆类和部分蔬菜嘌呤含量高，但是基本不影响血尿酸的变化，是可以适量食用的。

牛奶能降尿酸？

在门诊的时候，和患者说得最多的一句话就是："记得每天喝一杯牛奶，最好是脱脂牛奶，喝牛奶有一定的降尿酸作用。"每每这个时候，患者总是投来诧异的目光，真的可以么？确实，牛奶不仅可以降尿酸，还可以降低痛风急性发作的频率和强度。

国内外已经有很多大样本的研究证明喝牛奶是有降尿酸作用的，且还有一定的降低痛风急性发作频率的作用。这和下面几个因素可能有一定关系：

（1）奶制品含有乳清酸，乳清酸可以促进肾脏对尿酸的排泄，从而导致尿酸排出增加。

（2）奶制品含有酪蛋白和乳白蛋白，它们都有排泄尿酸的作用。

（3）奶制品富含维生素 D，有研究表明，维生素 D 有一定的降尿酸作用。

（4）奶制品含有的磷脂和神经节苷脂有一定的抗炎作用，能够降低尿酸盐活化的炎症反应，从而能够降低痛风急性发作的风险，同时降低急性发作时炎症的剧烈程度。

所以，痛风患者，含糖饮料需要少喝，但是牛奶尤其是脱脂牛奶是很不错的饮品。至于酸奶，一般加了很多添加剂，包括很多糖类，而糖类尤其是果糖是可以升高尿酸的。所以，大家在选择牛奶或者酸奶时需要注意，选择少添加剂、少糖的饮用。

食物嘌呤知多少

根据国内外多部临床营养学著作，为大家总结一下各种食物中的嘌呤含量。

宜用食物：对于痛风和高尿酸血症患者来说，宜用嘌呤含量 < 25 mg/100 g 的食物（部分营养学的书定义为 < 50 mg/100 g，我们选择 25 mg，是给大家提出了更高的要求）。

适当限制食物：嘌呤含量为 25 ~ 150 mg/100 g 的食物（有的营养学的书定义为 50 ~ 150 mg/100 g）。

忌（少）用食物：不论病情如何，痛风患者和高尿酸症者都忌（少）用高嘌呤食物。

微量嘌呤食物（< 25 mg/100 g）：乳类及乳制品、蛋类、动物血、海参、海蜇皮中嘌呤含量极低。其他微量嘌呤食物有谷类中的米、麦、米粉、面条、通心粉、麦片、玉米等；根茎类的马铃薯、芋头等；蔬菜类中的白菜、苋菜、芥蓝、芹菜、韭菜、韭黄、苦瓜、黄瓜、冬瓜、丝瓜、胡瓜、茄子、胡萝卜、萝卜、青椒、洋葱、番茄、木耳、腌菜等，以及各种水果。

中等量嘌呤食物（25 ~ 150 mg/100 g）：畜禽类中的鸡肉、猪肉、牛肉、羊肉、鸡心、鸡肫、鸭肠、猪腰、猪肚、猪脑等；水产品中的黑鲳鱼、草鱼、鲤鱼、秋刀鱼、鳝鱼、鳗鱼、乌贼、虾、螃蟹、鲍鱼、鱼翅、鱼丸等，以及干果类中的花生、腰果、栗子、莲子、杏仁等。

高嘌呤食物（150 ~ 1 000 mg/100 g）：畜禽类中的肝脏、肠等；水产类中的白鲳鱼、鲢鱼、带鱼、乌鱼、海鳗、沙丁鱼、草虾、牡蛎、蛤蜊、蚌蛤、干贝、鱼干等，以及各种肉汤、鸡精、酵母粉等。

常见食物的嘌呤含量见表 3。

另外，很多研究发现嘌呤含量高的豆类和豆制品，以及嘌呤含量高的蔬菜比如菠菜等，对血尿酸并没有太大的影响。所以痛风患者是可以适量食用的。

表3 常用食物嘌呤含量

常用食物嘌呤含量（mg/100 g）					
食物	嘌呤含量	食物	嘌呤含量	食物	嘌呤含量
谷薯类		虾	137.7	桃	1.3
大米	18.1	牡蛎	239.0	西瓜	1.1
糙米	22.4	蛤蜊	316.0	香蕉	1.2
米糠	54.0	**蔬菜类**		**肉类**	
米粉	11.1	白菜	12.6	猪肉	122.5
糯米	17.7	卷心菜	12.4	牛肉	83.7
小米	6.1	芥菜	12.4	羊肉	111.5
面粉	17.1	芹菜	10.3	鸡肉	140.3
麦片	24.4	青菜叶	14.5	鸡肫	138.4
玉米	9.4	菠菜	23.0	肝	233.0
白薯	2.4	空心菜	17.5	肾	132.6
马铃薯	5.6	芥蓝菜	18.5	肚	132.4
干鲜豆类及制品		韭菜	25.0	脑	175.0
黄豆	166.5	茼蒿菜	33.4	小肠	262.2
黑豆	137.4	苦瓜	11.3	胰脏	825.0
绿豆	75.1	黄瓜	14.6	猪肉	11.8
红豆	53.2	冬瓜	2.8	浓肉汁	160～400
花豆	57.0	南瓜	2.8	**硬果及其他**	
豌豆	75.7	丝瓜	11.4	瓜子	24.5
豆干	66.6	西葫芦	7.2	杏仁	31.7
四季豆	29.7	茄子	14.3	栗子	34.6
水产类		菜花	20.0	花生	32.4
海参	4.2	蘑菇	28.4	黑芝麻	57.0
海蜇皮	9.3	青椒	8.7	红枣	8.2
鳝鱼	92.8	豆芽菜	14.6	葡萄干	5.4
鳗鱼	113.1	萝卜	7.5	木耳	8.8
鲤鱼	137.1	胡萝卜	8.0	枸杞	31.7
草鱼	140.2	洋葱	3.5	蜂蜜	3.2
鲢鱼	202.4	番茄	4.3	海藻	44.2
黑鲳鱼	140.6	葱	4.7	酵母粉	589.1
白鲳鱼	238.0	姜	5.3	茶	2.8
白带鱼	291.6	蒜头	8.7	**奶蛋类**	
沙丁鱼	295.0	**水果类**		牛奶	1.4
凤尾鱼	363.0	橙	1.9	奶粉	15.7
鱼丸	63.2	橘	2.2	鸡蛋（1个）	0.4
小鱼干	1638.9	苹果	0.9	皮蛋白	2.0
乌贼	87.9	梨	0.9	皮蛋黄	6.6

参 考 文 献

［1］［美］菲尔斯坦. 凯利风湿病学［M］. 9 版. 北京：北京大学医学出
版社，2015.

［2］曾小峰，陈耀龙. 2016 中国痛风诊疗指南［J］. 浙江医学，2017，
39（21）：1823 – 1832.

［3］高尿酸血症相关疾病诊疗多学科共识专家组. 中国高尿酸血症相关
疾病诊疗多学科专家共识［J］. 中华内科杂志，2017. 56（3）：
235 – 248.

［4］Richette P，et al. 2016 updated EULAR evidence-based recommenda-
tions for the management of gout［J］. Ann Rheum Dis，2017，76
（1）：29 – 42.

［5］Kuo C F，et al. Global epidemiology of gout：prevalence，incidence and
risk factors［J］. Nat Rev Rheumatol，2015，11（11）：649 – 662.

［6］So A. Epidemiology：Gout-bad for the heart as well as the joint［J］.
Nat Rev Rheumatol，2010，6（7）：386 – 387.

［7］Zhang Y，et al. Purine-rich foods intake and recurrent gout attacks［J］.
Ann Rheum Dis，2012，71（9）：1448 – 1453.

［8］Choi H K，Liu S，Curhan G. Intake of purine-rich foods，protein，and
dairy products and relationship to serum levels of uric acid：the Third Na-
tional Health and Nutrition Examination Survey［J］. Arthritis Rheum，
2005，52（1）：283 – 289.

［9］Ebrahimpour-Koujan S，et al. Consumption of sugar sweetened beverages
and dietary fructose in relation to risk of gout and hyperuricemia：a sys-
tematic review and meta-analysis［J］. Crit Rev Food Sci Nutr，2018，

1 - 10.

[10] Singh J A, Reddy S G, Kundukulam J. Risk factors for gout and pre-vention: a systematic review of the literature [J]. Curr Opin Rheuma-tol, 2011, 23 (2): 192 - 202.

[11] Major T J, et al. An update on the genetics of hyperuricaemia and gout [J]. Nat Rev Rheumatol, 2018, 14 (6): 341 - 353.

[12] Kuwabara M, et al. Asymptomatic Hyperuricemia Without Comorbidities Predicts Cardiometabolic Diseases: Five-Year Japanese Cohort Study [J]. Hypertension, 2017, 69 (6): 1036 - 1044.

[13] Zhu Y, Pandya B J, Choi H K. Comorbidities of gout and hyperurice-mia in the US general population: NHANES 2007 - 2008 [J]. Am J Med, 2012, 125 (7): 679 - 687.

[14] Loffler C, et al. Distinguishing gouty arthritis from calcium pyrophos-phate disease and other arthritides [J]. J Rheumatol, 2015, 42 (3): 513 - 520.

[15] Sivera F, et al. Multinational evidence-based recommendations for the diagnosis and management of gout: integrating systematic literature review and expert opinion of a broad panel of rheumatologists in the 3e initiative [J]. Ann Rheum Dis, 2014, 73 (2): 328 - 335.

[16] Schlesinger N. Management of acute and chronic gouty arthritis: present state-of-the-art [J]. Drugs, 2004, 64 (21): 2399 - 2416.

[17] Feig D I, Kang D H, Johnson R J. Uric acid and cardiovascular risk [J]. N Engl J Med, 2008, 359 (17): 1811 - 1821.

[18] Dalbeth N, et al. Effects of Febuxostat in Early Gout [J]. Arthritis & Rheumatology, 2017, 69 (12): 2386 - 2395.

[19] 蒋卓勤, 焦广宇. 临床营养学 [M]. 3 版. 北京: 人民卫生出版社, 2010.

[20] 于康. 实用临床营养手册 [M]. 北京: 科学出版社, 2010.

（篇幅有限，仅列举部分参考文献）